PRÉVENTION ET GUÉRISON DES MALADIES SELON HILDEGARDE DE BINGEN

Du même auteur chez le même éditeur

Les rhumatismes, Éditions François-Xavier de Guibert, 2006.

L'art de guérir par l'alimentation, Éditions François-Xavier de Guibert, Paris, 2007.

Les maladies cardio-vasculaires, Éditions François-Xavier de Guibert, Paris, 2007

Cancer et insuffisance immunitaire, Éditions François-Xavier de Guibert, 2008.

Comment guérir les maladies de la femme, Éditions François-Xavier de Guibert, 2008.

Les maladies de l'appareil digestif, Éditions François-Xavier de Guibert, 2010.

ISBN : 978-2-7554-0365-7

Wighard Strehlow

PRÉVENTION ET GUÉRISON DES MALADIES SELON HILDEGARDE DE BINGEN

Traduit de l'allemand
par Heinz Glessmer

François-Xavier de Guibert
10 rue Mercoeur
75011 Paris

Introduction

Quand l'ancien revient au goût du jour

L'intérêt pour la médecine naturelle s'est considérablement développé depuis ces dernières années, particulièrement dans la nouvelle génération, qui se tourne de plus en plus vers les remèdes naturels (plus de 70 % ayant moins de 40 ans).

Jamais dans son histoire, l'humanité n'a disposé d'autant de savoir et d'expérience, et ce dans tous les domaines, pour mener une vie heureuse, harmonieuse et saine, et entretenir ou rétablir sa santé. Cependant, dans les pays les plus riches, on observe paradoxalement de nombreuses maladies chroniques et une forte mortalité liée à elles, touchant plus de 80 % de la population.

Les plus courantes de ces maladies, dites « de civilisation » sont les maladies cardio-vasculaires, le cancer, les rhumatismes, le diabète et la cirrhose du foie.

Plus grave encore, la médecine officielle estime que, de nos jours, il existe plus de 40 000 maladies différentes dont la plupart sont considérées comme incurables. Pourtant, il y a à peine cent ans, un grand nombre de sociétés traditionnelles vivaient proches de la nature, en relative bonne santé et les maladies de civilisation leur étaient totalement inconnues. En revanche, au cours de ces dernières années, le coût des soins de ces maladies de civilisation a littéralement explosé. En 1983, on dépensait, en Allemagne, « seulement » 200 environ milliards de marks. En 1996, on dépassait déjà les 300 milliards, dont 235 rien que pour les caisses de la sécurité sociale légale.

Une telle évolution nécessite un changement des comportements urgent, un art de guérir efficace, tenant compte de l'homme dans son intégrité et exigeant de lui qu'il soit responsable dans l'entretien de sa santé. Il est donc indispensable de mettre sur pied une politique de santé publique, tant sur le plan administratif, que médical.

Que l'alimentation et le style de vie aient une influence primordiale sur la santé est aujourd'hui admis par toutes les grandes organisations mondiales pour la santé. On sait que 80 % des maladies dites « de civilisation » sont dues aux excès alimentaires et à une vie stressante

Ainsi faudrait-il concevoir une toute nouvelle politique de santé publique, axée avant tout sur la conservation de la santé. L'ensemble des organismes de santé ne devraient pas faire autant de profits. Une prévention permanente des éventuelles maladies conduirait à une baisse substantielle du coût des soins.

En d'autres termes, un système de santé qui attend pour traiter les patients que les maladies soient déclarées est voué à l'échec. Une intervention trop tardive ne peut être vraiment efficace, elle est ruineuse pour la communauté et souvent trop agressive pour l'organisme. Aucune société ne peut durablement supporter un système bâti sur de telles bases. Il est bien plus facile de prévenir les maladies que de les guérir. D'où l'importance pour chacun de se prendre en main pour assurer son bien-être physique et psychique.

S'il est vrai que les maladies chroniques ne sont qu'une conséquence, une réponse de l'organisme à des erreurs alimentaires et à un style de vie inapproprié, seul un changement de ces comportements peut rompre le cercle vicieux. L'art de guérir de sainte Hildegarde représente un bon début d'alternative puisqu'il agit déjà aux stades préliminaires de la maladie et va tout à fait dans le sens d'une médecine préventive.

Dans cette optique, le directeur de l'Union fédérale pour l'éducation en matière de santé, le docteur Wolf von Freytag-Loringhoven, écrit :

Le fait de ne plus donner la priorité à des facteurs de risques particuliers (cigarette, hypertension artérielle, obésité, manque d'exercice physique, taux de cholestérol trop élevé), permet de penser que l'on se dirige vers une vue globale des conditions de vie. La tentative actuelle d'adopter un point de vue global sur la vie psychosociale et somatique est plutôt avant-gardiste. Ainsi, les conceptions médicales de sainte Hildegarde sont également d'avant-garde.

L'art de guérir de Sainte Hildegarde comporte « six règles d'or ». Ces règles demandent un certain ordre dans l'organisation journalière et d'accepter certains principes, valables pour tous. Ni l'homme bien portant ni le malade ne peuvent se passer d'un certain art dans la conduite de leur vie. Le mot grec *diaita* exprime particulièrement bien ce déroulement harmonieux et bien ordonné de la vie humaine.

Ces six règles d'or de la vie sont une sorte de condensé de « l'art de guérir de Sainte Hildegarde ». Puisque nous y serons renvoyés en permanence, nous les présentons dès à présent :

1) Préférez des remèdes naturels, tels que la nature nous les donne depuis sa création : dans tout ce qui est créé sont cachées des « subtilités » secrètes (énergies pouvant guérir), que nous ignorons tant que Dieu ne nous les a pas révélées.
2) Vos aliments seront vos remèdes.
3) Accordez-vous tantôt du repos, tantôt de l'exercice physique, pour compenser la perte d'efficacité liée au stress.
4) Veillez à un bon équilibre entre les phases du sommeil et les phases de l'activité, pour la régénération de tout l'organisme (nerfs, articulations et muscles).
5) Purgez-vous des mauvais sucs dans le corps, dans le sang et dans les tissus conjonctifs. Éliminez les poisons par la saignée, la scarification ou la moxibustion.
6) Prenez soin de guérir votre âme pour transformer les facteurs de risques somatiques (vices) en énergies curatives (vertus).

Au centre de cet art de guérir, unique en son genre et né sur la base d'une conception de vie chrétienne, se trouve l'étroite relation cosmique-médicale que représentent l'homme et son monde. L'homme est considéré comme une unité indivisible : corps et âme.

Aujourd'hui, sainte Hildegarde n'est pas seulement admirée par tous comme une prophétesse, théologienne, artiste et musicienne, mais aussi, et tout particulièrement comme une scientifique dans le domaine des sciences naturelles. Cet honneur qu'on lui rend est entièrement en contradiction avec ce qu'elle disait elle-même et ce qu'écrivaient ses contemporains. Toute sa vie durant, elle a reçu son savoir directement d'un charisme de Dieu, simplement grâce à son don de visionnaire. Ses visions théologiques et son expérience de la création du monde forment un ensemble indissociable dans ses œuvres écrites. Ainsi, sa connaissance de la création de la nature s'inscrit tout naturellement dans un cadre théologique. Elle précise, dans son *Livre des Œuvres Divines, Liber divinorum operum* :

> Ainsi que Dieu en a naturellement décidé, toute la nature, les animaux, les reptiles, les oiseaux et les poissons, les plantes et les arbres fruitiers, renferment certains secrets que ni l'homme ni aucune autre créature ne peuvent connaître ou appréhender, à moins que Dieu lui-même ne leur en ait fait don tout particulier.

Dans son ouvrage médical *Causae et Curae* sainte Hildegarde ajoute :

> Ces remèdes m'ont été indiqués par Dieu. Et l'homme sera libéré de ses maladies, sauf si cela est contraire à la volonté de Dieu.

Aucun texte ne rapporte que Sainte Hildegarde ait pratiqué une activité médicale, et on ne lui connaît pas la réputation d'une « guérisseuse ». Il est seulement fait référence à des guérisons miraculeuses :

Avec de l'eau du Rhin, lors d'une traversée du fleuve, elle guérit un garçon handicapé ; par la prière, elle délivre un possédé : en touchant son vêtement, ou en lui montrant l'hostie, elle chasse le mal. Elle n'a jamais utilisé ses propres remèdes, ceux qu'elle décrit dans ses livres. Ces précieux textes ont même failli tomber dans l'oubli total. C'est grâce au docteur Gottfried Hertzka, de Constance, que les remèdes préconisés par sainte Hildegarde ont été pour la première fois systématiquement appliqués et ce avec un succès évident.

Sainte Hildegarde a déjà vu et compris, il y a huit cents ans, des choses qu'à son époque personne ne pouvait savoir et que, même aujourd'hui, la médecine officielle ne reconnaît pas encore entièrement. Ce lien entre les aspects religieux, cosmiques et médicaux de son art de guérir donne à notre «médecine naturelle» moderne, une impulsion nécessaire en matière de diagnostic et de remèdes. Cela va du galanga prescrit pour l'angine de poitrine (*angina pectoris*) et en prévention de l'infarctus du myocarde, jusqu'à l'épeautre pour les maladies de l'intestin, comme la colite ulcéreuse, la maladie de Crohn ou la maladie cœliaque.

L'art de guérir de sainte Hildegarde propose en outre :

- trente-cinq remèdes pour les problèmes cardio-vasculaires ;
- plus de cent remèdes contre les affections rhumatismales ;
- plus de trois cents remèdes physio-thérapeutiques contre les maladies de la peau, que nous appliquons, entre autres, en compresses, bains de vapeur ou massages ;
- plus de cent remèdes contre les affections et maladies gastro-intestinales.

Les innombrables guérisons obtenues grâce à ces remèdes et l'expérience de la médecine de sainte Hildegarde acquise depuis plusieurs décennies, nous ont encouragés, le docteur Hertzka et moi-même, à mettre au point tout un programme de cure avec des traitements spécialement élaborés, et reposant entièrement sur l'œuvre de sainte Hildegarde, sur son art de guérir visionnaire *Causae et Curae*, *Les causes et les remèdes*, et sur son traité de médecine naturelle *Physica*. Ces traitements ont tous été élaborés suivant l'idée que l'homme doit vivre en harmonie avec la création, dans son monde ambiant, et qu'il doit se soucier en permanence de la juste mesure, que sainte Hildegarde appelle *discrétio*.

Au mois d'avril 1993, fut inaugurée la première « maison de cure Sainte Hildegarde » à Allensbach, au bord du Lac de Constance. Nous y proposions des « semaines de ressourcement et de reconstruction de la santé » inspirées des directives de sainte Hildegarde. Au centre de ces cures se trouvaient la cuisine hildegardienne, l'emploi varié et multiple des aliments comme remède, ainsi que des semaines de jeûne et de régénération. Cette cure se déroulait en parfaite harmonie avec les six règles d'or de la vie que l'homme doit apprendre à suivre de façon responsable, pour son bien-être physique et spirituel, afin qu'il mette lui-même de l'ordre dans sa vie.

J'aimerais ajouter un mot de reconnaissance pour mes collaborateurs de « la maison de cure Sainte Hildegarde », les remercier de leur esprit d'équipe et, tout particulièrement, ma secrétaire, Madame Maria Klug, pour son aide pendant la rédaction de ce manuscrit.

Dr. Wighard Strehlow
Allensbach, sur le Lac de Constance, le 14 juin 1997

Les principes et les fondements de l'art de guérir de sainte Hildegarde

Par un temps froid et humide, un homme tombe malade : il ressent des douleurs élancements aiguës dans les sinus maxillaires. Son médecin traitant diagnostique une sinusite et lui prescrit un antibiotique moderne, réputé pour son efficacité. En prenant congé, il lui souhaite un prompt rétablissement et ajoute : « Prenez ce médicament pendant deux semaines. » Arrivé chez lui, notre patient se met à lire attentivement la notice et n'en croit pas ses yeux. Il lit : « Douleurs articulaires, vertiges, hallucinations, dépressions, troubles de la vue et de l'audition, maux de cœur avec envie de vomir, diarrhée ou constipation, jaunisse, lésions du rein et défaillance mortelle du foie. » Il sent alors ses cheveux se dresser sur sa tête et préfère se confectionner un élixir contre la grippe, à base de marrube. Après trois ou quatre jours, il est guéri !

Coût de la thérapie : 8,50 marks, et une bouteille de vin, alors que l'antibiotique coûtait 163,85 marks ; et, s'il avait pris ce médicament, notre malade courrait le risque d'un dérèglement de la flore intestinale, voire même une infection par candidas, qui aurait nécessité un traitement à base de nystatine, et ainsi de suite ; alors que l'élixir de marrube ne provoque, lui, aucun effet secondaire. Sa recette à lui remonte à plus de huit cents ans, et elle est celle de sainte Hildegarde. D'après ma propre expérience, elle a prouvé son efficacité des milliers de fois, *Nihil nocere*: ne pas nuire! On voit bien que, le cliché « Moyen Âge = siècles d'obscurité » ne veut rien dire.

Sainte Hildegarde a 55 ans lorsqu'elle dicte à son secrétaire Vollmar, *Subtilitates diversarum naturarum creaturarum, Le livre des subtilités des créatures divines.*

Sa conception de la santé brise les bases réductrices de la médecine habituelle, parce qu'elle impose une image globale du cosmos, où l'homme et la création sont reliés par un réseau très complexe de correspondances. La médecine de sainte Hildegarde vision chrétienne n'ayant jamais été élaborée, ni avant elle ni après elle et aucun thérapeute chrétien n'a jamais rien créé de semblable. Heinrich Schipperges, historien de la médecine et spécialiste réputé de sainte Hildegarde, dit de cet art de guérir : « C'est une anthropologie chrétienne universelle qui, dans sa pleine conception, surpasse de loin toute autre œuvre intellectuelle de son époque. »

À la mort de sainte Hildegarde, le bibliothécaire Bruno rangea l'ensemble des manuscrits dans un coffre, y compris l'œuvre scientifique et médicale. Ces documents devaient être envoyés à Rome pour l'instruction du procès en béatification. Si les originaux ont disparu, des copies furent heureusement préservées, notamment le *Liber simplicis medicinae,* le livre des remèdes connu sous le nom de *Physica*, dont douze copies manuscrites ont été retrouvées, ainsi qu'une édition de 1533, réalisée par J.P. Schott, imprimeur à Strasbourg. Dans sa préface, Schott parle d'Hildegarde comme d'un remarquable médecin. Depuis lors, les qualificatifs de « grand médecin », « spécialiste de la nature », sont restés associés à son nom.

Entre 1980 et 1985, Marie-Louise Portmann, philologue à Bâle, traduit les manuscrits conservés à Paris, en les confrontant avec ceux conservés de Wolfenbüttel, rédigés en 1 300 et ceux de Berne, rédigés en 1 450. Elle constate alors que les plus anciennes copies manuscrites se recoupent, mais que les textes plus tardifs comportent des idées totalement étrangères à la pensée de sainte Hildegarde, notamment des éléments de magie. Or, ce sont ces quelques textes déformés, ne représentant pas plus de 1 % de l'œuvre de sainte Hildegarde, que les critiques ont utilisés pour tourner en dérision son art de guérir !

En aucun cas, sainte Hildegarde n'a copié les *grimoires* ou les manuscrits de médecine qui pouvaient circuler de son temps. J'en ai eu confirmation en 1984, après avoir soumis une monographie sur le galanga au Bureau Fédéral de la Santé à Berlin. J'avais insisté sur l'efficacité de ce remède dans le traitement de l'angine de poitrine, et, immédiatement, la réponse négative me fut signifiée en termes éloquents :

> L'efficacité de ce remède pour le cœur n'est mentionnée dans aucune pharmacopée du monde, pas même celle des Chinois. Il s'agit d'une description propre à Hildegarde de Bingen, de sorte que nous ne pouvons l'accepter. Ou vous supprimez ces indications dans votre monographie, ou bien celle-ci ne peut être agréée par nos services.

Si l'on regarde cette lettre sous un angle positif, il est évident qu'elle prouve l'originalité de la médecine de Sainte Hildegarde.

D'autres preuves peuvent être trouvées dans ce sens : il suffit de faire une étude comparative des manuscrits de sainte Hildegarde et d'autres textes médicaux de son temps ; et notamment les indications thérapeutiques données par Marbode de Rennes, dans son livre sur les pierres précieuses, qui n'ont rien à voir avec celles laissées par notre sainte. Des remèdes aussi vantés que l'arnica, la camomille, la mélisse, l'aubépine ou le gui, ne sont préconisés à aucun moment par elle.

L'histoire du livre de l'enseignement médical de sainte Hildegarde est encore plus intéressante. Ce livre, dont le titre posthume est *Liber compositae medicinae*, n'a été copié qu'au XIIIe siècle. La découverte, en 1859, d'un autre manuscrit traitant de médecine revient à Karl Jessen. Le manuscrit se trouvait dans la bibliothèque royale de Copenhague, et sa découverte suscita un regain d'intérêt pour l'art de guérir de la sainte. Le cardinal J. Pitra en publia un extrait dans son *Analecta sacra* et Karl Kaiser imprima le texte intégralement sous le nom de *Causae et curae.* Ce livre est aujourd'hui disponible dans la très bonne traduction du médecin universitaire de Greifswald, le Dr Hugo Schulz. Il fut publié en allemand en 1932, sous le titre *Ursachen und Behandlung der Krankheiten,* puis en France sous le titre *Les Causes et les remèdes.*

Je suis fermement convaincu que sainte Hildegarde ne s'est pas contentée de copier les manuscrits sur les plantes médicinales de son époque que l'on pouvait consulter dans les bibliothèques monastiques. Ce savoir, elle l'a reçu par ses visions, par une communication spirituelle avec Dieu, et il lui a été donné de voir et de comprendre ce que son entourage ignorait encore.

Dans son dernier livre, *Divinorum Operum,* le *Livre des œuvres divines,* elle nous révèle le véritable auteur de son ouvrage :

> Les arbres, les plantes, les animaux, et même les pierres précieuses – toute la création – recèlent des forces secrètes qu'aucun homme ne peut connaître, à moins que Dieu ne les lui ait révélées.

Sainte Hildegarde était tout à fait consciente de son don de visionnaire, qu'elle garda du reste jusqu'à la fin de sa vie. Elle écrit à l'âge de 70 ans : « Tout ce que j'ai écrit a pour seul support mes visions célestes. »

Comme le dit très justement le titre donné à son livre de médecine, *Causae et curae, Les causes et les remèdes,* son art de guérir soigne les maladies à la racine et ne se contente pas de traiter les symptômes. Pour Hildegarde, la vraie guérison demande de prendre en considération les quatre facteurs suivants :

le lien entre l'homme et Dieu (le plan de Dieu) ;

les correspondances entre l'homme et le cosmos (le plan cosmique) ;

l'interaction entre l'organisme et l'âme (le plan de l'âme) ;

les quatre éléments et les quatre humeurs du corps humain (le plan du corps).

De l'origine de la vie

Son traité de médecine, *Causae et Curae, Les causes et les remèdes*, se divise en cinq chapitres, chacun étant consacré à un organe sensoriel : yeux, oreilles, nez, bouche et peau. Les images et les thèmes sont essentiellement les mêmes que ceux qu'on trouve dans son grand livre de médecine cosmique, *Liber divinorum operum, Le Livre des œuvres divines*, ce dernier les reprenant en dégageant des associations encore plus impressionnantes, encore plus belles et parachevées. Dans l'un et l'autre livre, sainte Hildegarde présente Dieu le Père comme origine de la vie, création de toute source d'énergie, (qu'elle symbolise par la puissance des anges), du cosmos, vraie demeure de l'homme, ainsi que du soleil, de la lune et des étoiles :

> Dieu a précédé la création du monde, Il était et est sans commencement. Il était et est la lumière, et la splendeur, et la vie. Du verbe du Père a retenti cet ordre : « Que la lumière soit ! » Et ainsi furent créés la lumière et les anges flamboyants.

Lucifer est décrit comme la source du mal et des maladies. Le mal et les maladies représentent aux yeux de sainte Hildegarde l'éloignement, la séparation d'avec Dieu et avec les énergies de la vie. Retrouver la santé exige donc d'abolir cet état d'isolement pour rétablir une atmosphère saine. Le mal n'est que la séparation d'avec l'ordre divin, et donc, le rétablissement de la santé en l'homme nécessite forcément l'aide de Dieu.

À la source de la vie

Son livre le plus prestigieux est sans aucun doute *Le livre des œuvres divines, Liber divinorum Operum*, dicté entre 1163 et 1173, à son secrétaire Volmar en partie et à Richardis de Stade, la moniale qu'elle préférait entre toutes. Il est son œuvre la plus profonde, l'écrit de la pleine maturité visionnaire, racontant l'ouvrage de Dieu dans la création du monde et de l'homme, l'ordre de l'univers, les rythmes de la nature et de la vie.

Au début du livre se trouve un hymne à la vie venant de Dieu, aux énergies et aux forces qui maintiennent en vie l'ensemble de la création. Comme personne d'autre au monde, sainte Hildegarde a su lire, reconnaître le doigt et l'empreinte, la signature de Dieu dans la nature :

C'est moi le feu de la vie, l'énergie suprême. C'est moi qui ai enflammé chaque étincelle de vie, aucune force de mort n'émane de moi. De mes ailes supérieures, j'étreins le globe terrestre. J'ai tout ordonné avec sagesse. C'est moi la vie ardente, la substance essentielle. Je brûle au-dessus de la beauté des champs et des prairies. J'étincelle sur les eaux et je brûle dans le soleil, la lune et les étoiles. Avec chaque souffle d'air, la vie encore invisible, j'éveille toute espèce à la vie. L'air vit dans les feuilles et les fleurs. Les eaux coulent, pleines de vie. Pleins de vie sont aussi les rayons du soleil.

Après son déclin, la lune est à nouveau éclairée par le soleil, afin qu'elle puisse reprendre vie. Les étoiles aussi scintillent de vie. J'ai édifié les colonnes sur lesquelles repose le globe terrestre. Je suis dans les forces du vent. Des ailes battent au vent et tiennent à distance les tornades, afin qu'elles ne deviennent pas trop dangereuses. De même, le corps protège l'âme, afin qu'elle ne soit pas submergée. De même, l'haleine de l'âme fortifie le corps, afin qu'il ne dépérisse point. C'est moi la force du feu, la force qui demeure en toute vie. Tout brûle par moi. Comme la respiration permet à l'homme de se mouvoir, mon souffle fait raviver la flamme sur le feu. Tout vit par ma seule puissance, en moi il n'y a nulle trace de mort. Car je suis la vie. C'est moi la raison brûlante, d'où vient l'haleine du Verbe. Toute la création est née par moi.

À toute chose, j'insuffle la vie qui, à sa façon, devient immortelle. Car je suis l'indivisible, la vie intacte et saine. Non pas la vie taillée dans la pierre, non pas la vie bourgeonnante sur les branches, non pas la vie issue du pouvoir de l'homme. Toute vie a ses racines en moi.

L'homme au centre de l'Univers

> Au centre de la trame du monde se tient l'homme. Petit par sa taille, il est néanmoins rendu puissant par la présence de forces en son âme. La tête dirigée vers le haut, les pieds reposant sur la terre ferme, il est capable de mettre en mouvement les choses d'en haut, tout comme les choses d'en bas
>
> Ô homme, regarde l'homme ! En lui se trouvent réunis le ciel et la terre, et tout ce qui a été créé demeure caché en lui.

« L'idée juste exprimée par sainte Hildegarde que l'homme se tient au centre du cosmos a été aujourd'hui largement écartée », fait remarquer Hans Schadewald, médecin et professeur d'histoire de la médecine. « On a tendance à croire à présent que l'homme n'est fondamentalement qu'un être inférieur, un singe évolué. Cette conception comporte un grave danger : elle dévalorise la place de l'homme dans notre monde, mais aussi la conception que la médecine se fait de l'homme. Une telle idée ne serait jamais venue à l'esprit de sainte Hildegarde. Pour elle, l'homme est la dernière création de Dieu, qui tient de Dieu une mission absolument unique. »

Sainte Hildegarde insiste constamment sur le fait que l'homme a été créé à l'image de Dieu, que sa nature est bonne et saine, et sur la concomitance qui existe entre lui et la création :

> Quand Dieu a créé le ciel et la terre, il a placé l'homme au milieu de la totalité du monde, afin qu'il exerce sa domination sur toutes choses. Cette position centrale se rapporte à ce centre, dont le fils de Dieu occupe le milieu. Les deux sont un et aucune division n'est possible.

Dieu a créé l'homme à sa ressemblance. Il lui a donné le pouvoir d'œuvrer de façon créative, afin de faire ce qui est bien, de louer le Créateur et de ne pas l'oublier. Là est le sens que sainte Hildegarde donne à la vie :

> Dieu a placé l'ensemble de son œuvre en l'homme. La tête ronde de l'homme est un signe de sa force, son cerveau régit l'ensemble de son organisme. Ses cheveux symbolisent les facultés créatives, ses yeux la prévoyance, ses oreilles la musique émise par les glorieux mystères des chœurs des anges, son nez la sagesse respirée, celle qui gît en tant qu'ordre subtil dans toutes les œuvres d'art. Sa bouche, enfin, est en contact avec le verbe de Dieu, duquel procède toute création.

Sainte Hildegarde revient très souvent dans ses livres sur la position centrale qu'occupe l'homme dans le cosmos. Elle est convaincue que Dieu, avec la création de l'homme, a embelli l'univers.

> L'homme recèle tous les trésors de l'œuvre de Dieu
>
> La terre est mère de toute germination en son sol. Chaque semence porte en elle le germe divin, afin que les créatures de la nature soient préservées. [l'auteur y voit une référence au code génétique.]
>
> Comme le rayon part du soleil, ainsi la vie provient de Dieu. C'est cela Dieu, car Dieu est la vie.

L'enseignement des quatre éléments

L'enseignement relatif aux quatre éléments se retrouve dans toute l'œuvre de sainte Hildegarde. Il en est le fil conducteur. Dans son premier livre, *Scivias*, elle raconte la construction de l'univers à partir des quatre éléments. L'homme se tient au milieu de toutes les créatures, lui seul relié aux quatre éléments qui le soutiennent de façon si intime qu'il ne peut en aucun cas être séparé d'eux. Les éléments ont été créés pour l'homme, et sont entièrement à son service.

Pour Hildegarde, le cosmos est une gigantesque roue, symbole de l'amour infini de Dieu pour l'homme, que Dieu entoure de ses bras. Cette roue immense demeure en mouvement par l'action du vent. En son centre sont l'homme et les quatre éléments, ainsi l'homme est-il exposé aux changements cosmiques et atmosphériques, de même qu'à leurs influences :

> Pour la gloire de son nom, Dieu a assemblé les quatre éléments, Il les a renforcés par l'action des vents, les a liés aux étoiles et éclairés par leur influence, et Il a rempli la terre de ses créatures. Il a placé l'homme en ce monde au milieu de toutes ces créatures, et l'a fortifié par elles. Il a répandu en toutes ces choses une immense énergie. Toutes choses doivent servir l'homme et l'aider, parce que la nature entière doit être à la disposition de l'homme, afin qu'il puisse agir de concert avec elle. Car l'homme, sans elle, ne pourrait ni vivre, ni exister.

Les quatre éléments constituant le monde étaient déjà connus d'Hippocrate, et, au XVIe siècle, Paracelse a intégré cet enseignement dans son système médical, mais la vision d'Hildegarde est tout à fait différente. Pour elle, les quatre éléments sont véritablement la clef de voûte de son art de guérir, alors que, chez Hippocrate et Paracelse, ils sont le facteur qui permet de comprendre la gestation des maladies. Dans la vision de la sainte, les quatre éléments sont reliés aux quatre pierres d'angle du cosmos, aux quatre fonctions et à la structure de l'homme, ainsi qu'aux quatre humeurs d'où découlent les quatre tempéraments caractérisant quatre types d'hommes et de femmes.

Ces quatre éléments sont, en effet, décisifs dans l'économie des humeurs, leur équilibre favorisant la santé et le bien-être de l'homme, et leur déséquilibre apportant la maladie. Aucun homme ne peut échapper à ce principe qui est universel. Ce n'est qu'en retrouvant l'équilibre et l'harmonie en lui-même que le malade peut retrouver la santé et demeurer en vie :

> Lorsque les éléments accomplissent leur tâche avec précision et dans le bon ordre, donnant de la chaleur, de la rosée et de la pluie avec mesure, chacune aux temps opportuns, ils gardent ensemble la santé de la terre et de ses fruits, qui donnent de bonnes récoltes, et préservent la santé. Le tout en profite. Si ces éléments se répandaient soudain tous ensemble, au lieu de le faire chacun au moment opportun, ils mettraient la terre en pièces et la rendraient malade. Aussi longtemps que les éléments opèrent avec ordre, ils maintiennent l'homme en bonne santé. Mais dès qu'ils s'écartent de cet ordre, ils le rendent malade et provoquent sa mort. Quand les humeurs dépendent de la chaleur, de l'humidité, du sang et de la chair, elles opèrent en toute tranquillité un ordre juste, et l'homme conserve la santé. Mais si, subitement, elles descendent sur lui de manière inconsidérée et sans mesure, elles le rendent malade et provoquent sa mort. La chaleur et l'humidité, comme le sang et la chair, se sont transformées en flegmes à cause du péché d'Adam.

Sainte Hildegarde a vu la « grande puanteur du monde », voilà déjà 800 ans. À cause des abominations commises par l'homme, les quatre éléments se trouvent séparés et ne peuvent plus remplir correctement la fonction qui leur est propre. Si nous appliquons ces paroles prophétiques à notre siècle, nous pourrions dire : à cause de la fission de l'atome, l'énergie du monde est mal utilisée, l'atmosphère empeste la pollution. L'eau est empoisonnée par les produits chimiques répandus dans le sol, et les aliments contiennent des substances chimiques cancérigènes.

Ses paroles sont tout à fait claires :

> Et j'entendis les quatre éléments se plaindre d'une voix forte : « Il nous est désormais impossible d'effectuer le travail pour lequel nous sommes faits, car les hommes, comme dans un moulin, mettent le désordre avec leurs mauvaises actions. Il sort de nous une odeur pestilentielle et nous avons une soif dévorante de

justice. L'homme est un rebelle. Il se tient en travers de la création. Il disloque tout en morceaux, il oublie son Créateur et la création ne lui donne plus aucune joie. »

Et Dieu leur répondit :

Avec un balai, je vous purifierai. Quant aux hommes, je les châtierai jusqu'à ce qu'ils reviennent à moi. Avec les supplices employés par ceux qui vous ont séparés, je vous purifierai, autant de fois qu'ils vous souilleront. Maintenant les vents ont une odeur de pourriture, l'air est pollué, et les hommes n'osent même plus ouvrir la bouche. Ne me voyez-vous donc plus, ni de jour ni de nuit ? Ne me voyez-vous donc plus quand le dégoût vous saisit, mais que le blé germe, néanmoins ? Tout autre créature que l'homme reconnaît son Créateur, mais lui seul se rebelle !

Appliquons ces paroles visionnaires au contexte actuel : jamais dans toute l'histoire des hommes, il n'est arrivé qu'en trois générations, en moins de cent ans, les hommes aient mis en danger, sur tous les plans, non seulement leur propre survie, mais la survie de toutes les créatures. Les catastrophes naturelles : tremblements de terre, tornades, ouragans, ne sont que moyens divers pour purifier les quatre éléments, et ce à cause de la pollution sans précédent qui s'est répandue sur notre environnement.

L'enseignement sur les humeurs

Contrairement à la médecine officielle qui parle de pathologie cellulaire, sainte Hildegarde parle, elle, des quatre humeurs. Selon elle, les maladies naissent d'une rupture d'harmonie dans le fonctionnement des humeurs, venant de substances nocives, notamment d'une alimentation inappropriée.

Des quatre éléments naissent quatre flegmes (*phlegmata*), à partir desquels sainte Hildegarde développe la pathologie des humeurs, qui jouent un rôle important dans les principales maladies internes :

1. le flegme sec, qui provient de la chaleur du feu (flegme A) ;
2. le flegme humide, qui provient de l'humidité (flegme B) ;
3. le flegme écumeux, qui provient d'un sang trop liquide (flegme C) ;
4. le flegme tiède, qui provient de la chair terrestre (flegme D).

Chaque excellente humeur dépasse en quantité les suivantes : la deuxième du quart et la troisième de la moitié. Aussi, la plus faible agit-elle comme modérateur sur les autres, afin qu'elles ne franchissent pas les limites fixées. La première humeur domine sur la deuxième, et toutes les deux portent le nom de flegme. La deuxième humeur domine sur la troisième, et la troisième sur la quatrième. Ces deux dernières, la troisième et la quatrième, ont pour nom glaires (*livores*). Les humeurs, dont l'action est puissante, surpassent, par leur quantité, les moins fortes, et les moins fortes, par leur quantité moindre, agissent comme modérateur pour éviter les excès. Tant que cet ordre est maintenu, l'homme est tranquille. Mais dès que l'une des humeurs rompt cet ordre, l'homme se trouve en état de danger.

De ces relations complexes entre les différentes humeurs, découlent, selon Hildegarde, les vingt-quatre dispositions d'esprit de l'homme, qu'elle énumère avec une précision presque mathématique :

1) l'état maniaco-dépressif (*tristitia*) ;
2) la fureur cérébrale (*frenesie*) ;
3) l'intelligence (*prudentia*) ;
4) la paralysie (*contractis*) ;
5) la bêtise (*stultis*) ;

6) les rhumatismes (*paralysis*) ;
7) la stupidité (*amentia*) ;
8) le bon caractère (*bonis moribus*) ;
9) la folie (*insania* = « esprit malade ») ;
10) le doute (*desperatione*) ;
11) la crainte (*timidis*) ;
12) le mutisme (*mutis*) ;
13) la bonne foi (*bonitate*) ;
14) le cancer (*cancronis*) ;
15) la goutte (*podagra*) ;
16) les idées suicidaires (*interficiunt*) ;
17) l'acide urique (*gutta*) ;
18) l'inconstance (*instabilitas*) ;
19) l'accès de colère (*iracundis*) ;
20) la syncope (*syncope*) ;
21) l'instabilité (*instabilitate*) ;
22) la possession (*obsessis*) ;
23) le mécontentement permanent, le pessimisme (*severitate*) ;
24) la folie (frénésie = folie des grandeurs).

Deux citations montrent parfaitement bien comment sainte Hildegarde relie ces états d'esprit à des maladies. Par exemple, elle décrit, comme étant une maladie, le phénomène suivant :

> Alors que les hommes venant d'être évoqués commettent des erreurs, ceux-ci sont, par la grâce de Dieu, remis sur le droit chemin, qui leur permet d'être soumis un certain temps à un changement, de sorte qu'ils sont tantôt malades et tantôt en bonne santé, tantôt craintifs et tantôt téméraires, tantôt tristes et tantôt joyeux. Ainsi

Dieu les rétablit et leur rend la santé quand ils sont malades, le courage quand ils ont peur et la joie quand ils sont tristes.

Il n'est pas difficile de reconnaître ici les hauts et les bas continuels du maniaco-dépressif.

On reconnaît dans le second exemple la démence paralysante, sorte d'affection rhumatismale provoquant des contractions musculaires, ainsi que le syndrome de Bechterew :

Lorsque l'écume et le tiède, qui forment les mucosités humides et sèches, se développent outre mesure, de sorte que l'écume monte et se transforme en fumée chaude et aqueuse, et que le tiède forme des gouttes, leur opposition déclenche alors l'orage. L'homme courbe l'échine, son dos se contracte et la goutte le rend cassant, jusqu'au moment où il sera libéré de son affection. Un tel homme peut néanmoins vivre longtemps.

Dans son dernier ouvrage, *Le livre des œuvres divines*, sainte Hildegarde décrit la circulation des humeurs dans l'organisme, et leurs étroites correspondances avec l'univers. Le jeu de ces humeurs, comparées chaque fois à un animal, est vu ainsi : d'abord, elles se dressent comme un léopard, puis s'apaisent pour ressembler à un crabe, avançant et reculant. Hildegarde les voit ensuite se gonfler et se dégonfler comme un serpent, combattre comme un cerf, puis se transformer en loup furieux, en lion rugissant, puis de nouveau en serpent rusé et, enfin, en agneau patient. Parfois, elle les voit aussi grogner à la manière d'un ours furieux.

Au sujet des causes des maladies et en se basant sur leurs liens étroits avec les humeurs, elle écrit :

Les humeurs se répandent souvent dans le foie, qui est la mémoire de la connaissance, laquelle a son origine dans le cerveau, le centre de commandement, et est maintenue en équilibre grâce aux forces de l'âme. Par les vaisseaux sanguins, l'humidité du cerveau gagne ensuite le foie et y accueille les graisses et les éléments nutritifs (protéines). C'est ainsi que l'organisme de l'homme devient robuste et sain. Le foie se trouve du côté droit, grand réservoir énergétique, centrale de chaleur du corps. C'est pourquoi la main droite a plus de force que la main gauche… Sur le côté gauche se situent le cœur et le poumon, auxquels le foie, comme un poêle, communique sa chaleur.

Comment libère-t-on l'homme de ses mauvaises humeurs ?

Comment l'homme peut-il demeurer en bonne santé ? Voici la réponse de sainte Hildegarde :

> Lorsque les humeurs ne sont ni trop sèches ni trop humides, mais qu'elles circulent avec équilibre dans les membres, l'homme est en excellente santé et sa connaissance du bien et du mal se fortifie. Sa pensée ne sera pas trop insouciante. Il rendra grâce à Dieu comme il se doit et vivra en harmonie avec Lui. Il fera preuve de pondération dans ses habitudes, sa pensée sera profonde et pleine de bon sens. Il ne lorgnera pas sur les honneurs du monde et ses manifestations, mais, porté par nombre de vertus, il s'élèvera vers les joies célestes, car il est dit dans le Cantique des cantiques : « Que tes pieds sont beaux dans tes sandales, fille de prince ! »

Quand l'homme se laisse aller à un mode de vie déraisonnable et à une alimentation qui ne lui convient pas, il fabrique des mauvais sucs. Sainte Hildegarde appelle ces mauvais sucs les *mali humores* (mauvaises humeurs). La plupart de nos contemporains se laissent intoxiquer par toutes sortes de polluants extérieurs, ce que sainte Hildegarde désigne par *noxi humores*. De plus, les bactéries, les virus et les levures sécrètent des poisons ou toxines, d'où viennent ce qu'elle appelle les *infirmi humores*, c'est-à-dire les humeurs pathogènes. Pour lutter contre ces surcharges, elle a prévu un grand nombre de remèdes d'élimination par la peau, comme les bains, les saunas, les enveloppements et les frictions :

- Le jeûne : le rôle particulier joué par le jeûne (comparable à une chirurgie sans bistouri) sera expliqué en détail au chapitre 3. Les cures de jeûne telles qu'Hildegarde les préconise, suivies de journées de régénération pour l'organisme, se déroulaient dans notre maison de cure, dans une ambiance communautaire, ce qui est d'une grande importance.

- La saignée : cette autre méthode de soins est aussi ancienne que le monde. Elle sert à évacuer les mauvais sucs. Nombre d'études scientifiques ont été effectuées de nos jours, confirmant que la saignée pratiquée dans les règles de l'art, présente un certain nombre d'avantages : protection contre l'infarctus du myocarde et l'attaque cérébrale, régulation du métabolisme, baisse de la tension artérielle et du taux de cholestérol dans le sang, stimulation de la sécrétion du cortisol, voire disparition rapide d'un état inflammatoire.

  La saignée hildegardienne fluidifie le sang (car elle abaisse le pourcentage trop élevé d'hématocrite), et réduit ainsi le risque de thrombose et d'attaque d'apoplexie. Cette méthode, ayant fait ses preuves, purifie le sang de tous les poisons (la bile noire – sainte Hildegarde dit *la mélanche*) qui entravent la guérison, notamment dans le cas des maladies durant depuis des années. La saignée, dont Hildegarde chante les louanges, pourrait devenir dans l'avenir, la thérapie par excellence protégeant contre les maladies, et, donc, l'assurance d'une bonne santé. Le sang tiré donne, en outre, un certain nombre d'informations sur les maladies elles-mêmes (pronostic), et des renseignements précieux sur leur évolution. Hippocrate disait déjà : « Il faut connaître le passé (anamnèse), pour comprendre le présent (diagnostic) et prévoir le futur (pronostic). » Sainte Hildegarde a consacré son tout dernier livre à l'art du pronostic, science bien négligée par la médecine de notre temps.

- L'application de ventouses : tout comme la saignée, la scarification (petite incision sur laquelle on pose la ventouse) draine le tissu conjonctif de ses toxines et permet la guérison des maladies chroniques. Elle est tout particulièrement efficace dans les cas de maux de tête, de bourdonnements d'oreilles et de crises d'asthme. Il arrive qu'une crise d'asthme cesse d'un coup sous l'effet de la scarification. Le thérapeute est totalement étonné de constater qu'un simple geste suffit parfois à supprimer toute douleur.

« La thérapie de l'âme est l'âme de la thérapie »

La psychothérapie de sainte Hildegarde

« En février 1945, j'ai été amputé de la jambe droite à la suite d'une blessure par balle. Pendant les cinquante-deux années suivantes, j'ai souffert de violentes névralgies à l'endroit de la cicatrice, par poussées, selon des intervalles plus ou moins longs. Les antalgiques les plus puissants ne pouvaient que tempérer les douleurs et, le lendemain, j'avais toujours mal au cœur et je me sentais complètement abruti.

Mes douleurs se réveillaient un ou deux jours avant chaque variation importante du temps. Le jour, le moignon de la prothèse en bois les atténuait un peu, mais, la nuit, les douleurs devenaient insupportables. Ces grandes crises étaient précédées de signes avant-coureurs. Les élancements ont recommencé pendant mon séjour à la « Maison de Cure de Sainte Hildegarde », à Allensbach. Le Dr Strehlow m'a alors donné une petite boîte contenant de la pommade Nicolas, que j'ai placée dans la poche de mon pantalon et, le soir, sur ma table de chevet. J'ai beaucoup tardé à envoyer ce témoignage de ma guérison : en effet, je n'ai plus jamais eu mal, même au mois de février, en ces jours où le soleil alterne avec les chutes de pluie, de neige, ou les tempêtes.

Je ne sais pas exactement, si je dois attribuer ma guérison à la pommade Nicolas, ou à sa simple présence, toute proche, et prête à être mise sur la cicatrice. Ou bien est-ce aussi l'espoir de trouver une aide efficace dans la maison de cure de Sainte Hildegarde, sans avoir à supporter les pénibles effets secondaires des médicaments chimiques ? En tout cas, je tiens à exprimer ma reconnaissance et ma confiance. »

Ce témoignage est un exemple de guérison parmi tant d'autres. Il est révélateur à plus d'un titre. L'idée qu'une foi profonde puisse favoriser une guérison est vieille comme le monde.

Sainte Hildegarde en parlait déjà, et, aujourd'hui elle retrouve une certaine actualité. Lorsqu'un patient croit à une thérapie et a foi en elle, cette confiance joue un rôle important dans le processus de guérison, que les soins soient donnés par la médecine allopathique ou par les médecines naturelles. Avec la haute technologie dont elle dispose, la médecine officielle a fini par oublier les forces curatives de l'âme. Or, les patients ont de moins en moins confiance dans une médecine qui ne voit en eux qu'une mécanique complexe, alors que 90 % des maladies ont manifestement des causes psychiques, causes qui ne se voient ni sur les tomographies, ni sur les radiographies.

La médecine officielle se contente de soigner les symptômes, en s'appuyant le plus souvent sur des traitements coûteux, finalement sans espoir de guérir définitivement la maladie. Elle laisse presque toujours la prévention de côté, c'est-à-dire la santé elle-même.

Sainte Hildegarde écrit : « L'homme est en bonne santé par nature, la maladie est une exception. » L'échec de la médecine moderne réside dans sa vision unilatérale de l'être humain. Elle pense que les maladies peuvent être éliminées sur le plan physiologique, mais elle a perdu la conception de l'unité de l'homme, corps et âme et, par là, de ses étonnantes possibilités d'auto-guérison. La question est alors : d'où l'organisme détient-il sa faculté de rester en bonne santé ? Il se guérit de tumeurs tous les jours, de manière tout à fait spontanée, sans que l'homme se doute de quoi que ce soit. En dix jours, des plaies sont capables de cicatriser toutes seules. Le nettoyage, la désintoxication du corps, le métabolisme, la régulation des hormones, la tension artérielle, le maintien de la bonne température, la régulation nerveuse, la fréquence respiratoire et le rythme cardiaque sont autant de fonctions ou mécanismes qui préservent la santé naturelle de l'être humain.

Les vertus curatives de l'âme ont été connues dès l'Antiquité. Hippocrate décrit l'action de l'âme sur le corps comme une conscience circulant dans l'organisme et maintenant sa santé.

Le grand médecin persan, Avicenne (980-1037), a élargi le concept âme/corps d'Hippocrate et a ajouté à la conscience une autre composante : la dimension de l'imaginaire. Il a expliqué comment un homme peut avoir la faculté de produire des images, et avoir une conscience qui ne tourne pas seulement autour de son propre corps, mais qui peut voyager de sujet à sujet, même éloignés l'un de l'autre, voire au bout du monde. L'imaginaire peut fortifier l'homme ou l'affaiblir, le rendre malade, mais aussi le guérir. Sainte Hildegarde ne perd jamais de vue ce principe essentiel : l'interdépendance entre le corps, l'âme et l'esprit. Déjà, dans son livre *Scivias*, elle décrit trente forces curatives de l'âme œuvrant dans l'organisme humain. Dans sa psychothérapie, elle en ajoute cinq autres, qu'elle appelle « vertus » et décrit un même nombre de vices, facteurs de risques pour la santé. Son dernier ouvrage, *Liber Divinorum Operum*, *Le Livre des œuvres divines*, est consacré aux influences du cosmos et de la religion sur la santé, à la circulation des humeurs et à l'action de l'âme sur l'organisme humain.

Quand l'âme et le corps fonctionnent en excellente harmonie, ils reçoivent la récompense suprême de la joie et de la santé.

Pour beaucoup de médecins actuels, l'action de ces forces curatives de l'âme demeure une énigme. Ils parlent d'effet placebo, mais ceci n'explique pas tout. La science médicale recherche avant tout des preuves et des confirmations dépassant cet effet placebo. Ainsi la médecine officielle tend à dominer tout autre forme de médecine, globale et naturelle, domination qu'elle ne mérite pas, car elle continue d'ignorer l'immense potentiel des forces curatives présentes dans l'âme.

L'effet placebo est connu depuis toujours par la science médicale. Toutes les populations primitives de la terre connaissaient très bien la puissance de guérison de l'âme et c'est même ainsi que « les guérisseurs » ont pu accomplir des guérisons tout à fait étonnantes.

Ce sont des médecins américains qui, durant les cinquante dernières années, ont étudié l'efficacité thérapeutique du placebo. Ils ont placé un grand nombre de patients sous contrôle médical, afin de déterminer l'influence de la foi dans le processus de guérison.

« La foi, écrit Herbert Benson, professeur de médecine à l'université de Harvard, dans son livre, *Timeless Healing*, est le meilleur médicament. » Benson et son équipe ont étudié pendant trente ans l'interaction de l'âme et du corps. Les résultats montrent que les réactions de l'organisme diffèrent selon qu'il est en situation de stress ou de détente.

Lorsque l'organisme est détendu, le métabolisme de base baisse de 10 à 17 % parce qu'il a moins besoin d'énergie pour son fonctionnement. Ces études scientifiques démontrent que, chez les moines tibétains en méditation, il peut même diminuer de 65 %. Le besoin d'oxygène devient moindre, car, avec la prière et la détente, la tension artérielle baisse, le rythme respiratoire, le rythme cardiaque ralentissent, la tension musculaire et la circulation du sang dans les jambes et les bras se réduisent.

Particulièrement impressionnants sont les résultats obtenus par des expériences cliniques sur les bienfaits de la prière et de la méditation pour la guérison de maladies chroniques :

2. les patients, qui souffraient d'hypertension artérielle depuis des années, ont vu celle-ci redevenir normale. Après trois années de suivi médical, la plupart d'entre eux ont pu diminuer ou arrêter leurs médicaments ;

3. 36 % des patients, souffrant de douleurs chroniques, ont pu supprimer les antalgiques ;

4. 75 % des patients, souffrant d'insomnie chronique, ont pu arrêter la prise de somnifères. Les 25 % restant l'ont réduite, et la qualité de leur sommeil s'est nettement améliorée ;
5. 36 % des femmes qui souffraient de stérilité ont pu être guéries et attendre un enfant ;
6. 57 % de toutes les femmes ménopausées ont vu leurs troubles diminuer ;
7. après un pontage, des patients ont vu se réduire considérablement leurs problèmes d'arythmie cardiaque et leurs angoisses ;
8. les maux de tête ont diminué chez les patients sujets à des migraines.

Parmi les patients atteints d'hypertension artérielle, nous avons pu observer, et ce sur une période de trente ans, que la mort était moins fréquente chez ceux qui pratiquaient une religion.

Une étude menée sur quatre mille personnes âgées vivant chez elles a mis en lumière que les dépressions atteignaient moins celles qui faisaient partie d'une communauté religieuse.

Par ailleurs, plus de vingt études montrent que croire en Dieu est bénéfique pour la santé physique et psychique des personnes fréquentant régulièrement une église, une synagogue ou une autre institution religieuse.

Un mode de vie sain, parfois même une alimentation spécifique, fait souvent partie de l'enseignement des communautés religieuses motivées : la cuisine de sainte Hildegarde n'en est qu'un exemple. On peut aussi penser à l'alimentation végétarienne chez les adventistes, les mormons, les Juifs, les Chinois ou les Hindous.

Enfin, les cultes religieux, la prière, mais aussi le sentiment d'appartenir à une communauté exercent une influence certaine sur la pensée, donc sur le système immunitaire.

Plus de deux cents études, ces dernières années, ont été menées sur le thème : foi et guérison. Toutes montrent que la spiritualité est un allié certain et même puissant du médecin dans la prévention ou le traitement des maladies.

Par exemple, l'Institut of Noetic Science, en Californie, a étudié trois mille cinq cents cas de régression (rémission) spontanées de cancers. Le résultat de ces études a été publié dans plus de huit cents revues médicales au cours des vingt dernières années : nous avons donc une documentation intéressante sur ce phénomène. La rémission spontanée, qui est un processus psychobiologique, est une clé très intéressante pour la compréhension des facultés d'autorégulation et d'auto-guérison de l'organisme humain, qui montre que l'espoir est un facteur de guérison absolument vital, et cela dès le diagnostic et le début du traitement.

Ces études ont fait ressortir que la régression spontanée des cellules cancéreuses obéissait au schéma suivant.

- Tous les patients ont compris que leur maladie venait d'une crise existentielle grave, et ils ont accepté ce défi : ils ont été prêts à se battre. Cette vision leur a ôté un poids de l'esprit, d'où une régression des cellules cancéreuses.
- L'ancrage dans la foi a été essentiel pour leur guérison, car il leur a permis de se soustraire à la peur et au découragement.
- L'existence de la plupart d'entre eux étant catastrophique, la gestion de leur cancer leur a paru presque facile.
- Tous, ils ont affirmé que la foi les avait aidés à remettre cette épreuve entre les mains de Dieu. Loin de se laisser abattre ou de se résigner, ils ont été poussés à trouver un sens plus profond à leur vie.
- La maladie les a incités à éliminer les malentendus présents dans leur vie affective : ils se sont réconciliés

avec leurs proches et ont passé l'éponge sur d'anciennes difficultés.

- Ils ont pris la résolution d'adopter un régime plus ou moins végétarien.

Les chercheurs dans une science médicale toute nouvelle, la psycho-immunologie, étudient l'interaction de l'âme et du corps. Ils se penchent sur le système hormonal pour mieux comprendre sa relation étroite avec les systèmes nerveux et immunitaire. Les voies nerveuses relient le cerveau aux organes et aux glandes responsables de l'immunité : la rate, le thymus, l'intestin, la peau, les ganglions lymphatiques. De là, des substances de médiation sont envoyées partout dans le corps pour y provoquer une réaction immunitaire. Ainsi, le système immunitaire est en permanence informé sur l'activité du psychisme : la nature de ses sensations, de ses pensées et son niveau de stress.

D'autre part, le cerveau réagit aux substances du système immunitaire, à savoir les interleukines. Les interleukines sont des protéines qui permettent la communication entre les globules blancs, pouvant activer une réaction immunitaire. Elles sont des substances de médiation qui déclenchent, suivant les cas, un sommeil réparateur ou une fièvre salutaire. Les cellules nerveuses sont pourvues de récepteurs, on pourrait dire d'oreilles, qui les tiennent informées de tout ce qui se passe dans l'organisme. Ici, nous nous rapprochons de la conception la plus pointue des forces de guérison naturelles (*vis metitatrix naturae*) profondément enracinées dans l'organisme et qui contribuent à son auto-guérison ou son autoréparation : guérison des plaies, défenses contre les virus grippaux, les champignons microscopiques, rémission spontanée d'un cancer, autorégulation du métabolisme de base. Tous ces processus dépendent des forces de guérison de l'âme et du corps. Ainsi, le corps dispose d'une pharmacopée complexe pouvant fournir des substances de guérison extrêmement précieuses pour telle ou telle maladie.

L'abondance de preuves cliniques de la force curative de la foi invite donc la médecine à revenir aux anciennes valeurs et conceptions. Si l'industrie pharmaceutique était capable de découvrir un médicament aussi puissant que l'amour, et qui en plus est sans effets secondaires, quelle découverte extraordinaire ce serait pour la santé humaine !

La foi peut guérir de nombreux troubles de maladies

Croire à une possible guérison a très souvent une action thérapeutique. Dans son ouvrage psychothérapeutique, sainte Hildegarde nomme trente-cinq forces curatives de l'âme. Elle insiste particulièrement sur la foi en Dieu, comme étant la victoire divine, *divina victoria*, ainsi que sur la compassion, *misericordia*, en laquelle elle voit un *quasi medica*, un remède de l'âme aussi efficace qu'un médicament.

Si on a bien conscience de cela, et si on s'imprègne de la représentation de l'homme dans la cosmologie de sainte Hildegarde, on comprend aisément l'immense capital de forces et de possibilités d'épanouissement dont l'homme dispose :

> Ô homme ! Considère l'homme ! Par sa constitution, il a, à sa disposition, le ciel et la terre et toutes les forces qu'ils renferment. Tout cela demeure caché en lui.

Maintenant que l'homme ne se préoccupe plus que de son corps physique, il va forcément à la catastrophe : les églises sont vides mais les hôpitaux pleins. Cette situation témoigne également d'une crise spirituelle, dans laquelle paradoxalement, l'homme finit même par perdre de vue son existence physique.

À l'inverse, la vision d'Hildegarde nous présente un homme pleinement relié au cosmos :

> Dieu est rond comme une roue, qui embrasse toutes choses et Il est sans commencement ni fin. Il est la source énergétique qui anime toutes choses et les maintient en vie. C'est pourquoi l'homme doit

ouvrir son cœur à ces paroles et reconnaître qu'elles sont énoncées pour le salut de son corps et de son âme, par moi, qui suis !

Par son âme, l'homme est de nature divine et, par son corps, il est de nature terrestre. C'est le chef-d'œuvre de Dieu.

L'homme est le chef-d'œuvre de Dieu, une lumière venue de Dieu ; il vient à la vie, puis meurt. Il n'est pas Dieu, parce que Dieu n'est pas ainsi.

Cette lumière est la vraie lumière, l'énergie de vie que les ténèbres ne peuvent obscurcir. L'homme n'en dispose pas comme il veut. Il ne peut rien lui ordonner, ni la manipuler ou se l'accaparer, ni la multiplier ou la diminuer. L'énergie de vie est la base même de l'ordre cosmique. Elle est lumière de toute lumière, lumière par elle-même. Sainte Hildegarde écrit :

Cette lumière est en chaque homme venant en ce monde. Elle est son énergie de vie, car elle seule est capable de le garder en vie. Avec l'étincelle vivante de l'âme, Dieu a animé le premier homme. Il l'a formé du limon de la terre et, à l'aide de cette étincelle, lui a donné la chair et le sang.

Et c'est la même chose pour la postérité de l'homme. Une fois la semence de l'homme transmise par voie naturelle, l'étincelle de vie vient animer le futur enfant. Sans les forces de l'âme, aucun homme de chair et de sang ne peut naître. La matière du premier homme serait demeurée limon de la terre, si elle n'avait pas été animée par l'âme, car de la même façon que l'on fait du pain à partir de farine et d'eau, qu'on le cuit dans au feu, ainsi la chair et le sang naissent sous l'action du feu de l'âme.

Sainte Hildegarde dit aussi que l'amour pour la nature est une force de l'âme. Cette force doit, par conséquent, être intégrée à la thérapie :

Ainsi, l'âme devient à son tour lumière pour les créatures vivant sur la terre, qui vouent à l'homme un grand amour ; et l'homme leur répond par un grand désir et développe en lui une grande confiance à leur égard. C'est bien volontiers qu'il leur rend visite.

Dieu a donné à l'homme toutes les forces de la nature et a mis à sa disposition tout ce que renferme la création.

> Dieu a créé le corps humain selon les plans qu'Il avait conçus pour l'univers, comme l'artiste qui façonne ses formes selon ses récipients… et Dieu, une fois créé le gigantesque instrument de la maison du monde selon des proportions parfaites, a établi, admirablement, les calculs constitutifs à la formation de l'homme. Si petit et si resserré que soit l'homme, il est pourtant si bien conçu que tous les membres de son corps sont reliés les uns aux autres. Aucun d'eux ne dépasse sa limite, si ce n'est par la volonté de Dieu. Et de la même façon que Dieu a ordonné la nature en l'homme, de même Il a fait les saisons. L'homme est le miroir de Dieu, il est l'ultime achèvement de la création.

L'âme a un rôle capital dans le fonctionnement de l'organisme humain : c'est elle qui en a la direction et qui lui apporte tout ce dont il a besoin.

Cette tâche, l'âme la mène à bien, grâce aux cinq organes sensoriels dont l'homme dispose : la vue, l'ouïe, l'odorat, le goût et le toucher. Ce sont eux qui permettent à l'homme d'être relié aux autres créatures. Sainte Hildegarde décrit cette relation entre le corps et l'âme d'une façon riche et imagée :

> Ainsi, l'âme habite dans sa maison comme une femme pleine de sagesse ; cette maison dont Dieu a disposé avec soin les différentes pièces, afin que l'âme y soit à l'aise. Aucun homme ne peut voir son âme aussi longtemps qu'il reste dans son corps, tout comme il ne peut pas voir Dieu pendant son existence terrestre. Dieu ne peut être vu et reconnu ici-bas qu'en vertu de la foi qu'on lui porte. L'âme, en l'homme, agit avec l'aide de toute la création, qui est partie intégrante de Dieu. De même que l'abeille fait du miel dans la ruche, de même les œuvres de l'homme viennent de l'âme, en sa sagesse. Car la science de l'âme agit comme un nectar à l'intérieur du corps.
>
> Dès que l'âme est envoyée par Dieu, les pensées envahissent le cœur de l'homme, s'assemblent dans sa poitrine et, de là parviennent dans sa tête et dans ses membres. L'âme entre aussi dans les

yeux de l'homme, qui deviennent ainsi les fenêtres par lesquelles elle prend connaissance de la création. Son intelligence lui permet d'appréhender les forces de guérison, rien qu'en entendant la Parole. Ainsi l'homme peut accomplir l'œuvre de sa vie, d'après les plans conçus en son esprit.

Lorsque le souffle de cette connaissance que possède l'âme émeut le cerveau, des pensées quittent cet organe et arrivent dans le cœur où elles réalisent les désirs de l'homme. Cette connaissance qu'a l'âme est la semence permettant aux pensées d'être amenées à leur accomplissement. L'âme cuit en quelque sorte les pensées dans le feu du cœur, les rendent appétissantes, puis elle les soumet à la raison qui les vérifie et les apprécie.

L'âme propose à l'homme les aliments et les boissons qui régénèrent sa chair. Les forces de l'âme permettent à l'organisme de se maintenir en vie et de se développer. Les organes internes et les viscères sont également régis par l'âme.

Toutefois, l'âme n'est constituée ni de chair ni de sang, elle est seulement présente dans le corps. Elle vit reliée à l'organisme physique, bien que son origine soit en Dieu, qui a insufflé la vie au corps.

Ainsi, l'un et l'autre, le corps et l'âme, existent pour accomplir une œuvre commune. L'âme donne à l'homme l'inspiration nécessaire à ses pensées, l'énergie indispensable à la concentration, l'eau et les boissons qui le fortifient et le nourrissent, et la *viriditas* – l'énergie de vie – par l'intermédiaire des mécanismes physiologiques. Ainsi, selon le plan primordial, l'homme a été créé en haut comme en bas, à l'extérieur comme à l'intérieur. Ainsi est-il dans son corps de chair.

L'âme voyage donc partout dans le corps de l'homme, du cerveau au cœur, du cœur dans le sang, et du sang dans la moelle épinière où se régénère un sang nouveau. Ainsi pénètre-t-elle le corps de l'homme en sa totalité. En cela elle ne peut faire ni plus ni moins que ce que le corps lui permet, car l'âme ne peut faire le bien que dans les limites accordées par la bonté de Dieu.

Dans cette vision, la structure et la fonction du cerveau apparaissent comme le centre de commandement de l'ensemble de l'organisme humain. En cela, Hildegarde anticipe de plusieurs siècles les « découvertes » scientifiques concernant le système neuro-végétatif, ainsi que celles relatives à la conduction de l'influx nerveux :

Le cerveau est humide et froid, et tous les membres sont en relation avec lui à travers les voies nerveuses. De même le soleil féconde la terre, elles mettent à la disposition du cerveau leurs substances énergétiques. Ainsi, le cerveau dirige tout l'organisme et le régule, lui procurent l'humidité et les substances énergétiques nécessaires, exactement comme l'humidité et la chaleur font germer les graines dans le sol.

Du cœur, des poumons, du foie, de tous les viscères de l'homme, les humeurs montent jusqu'au cerveau et le remplissent (des substances issues du métabolisme). Une fois le cerveau rempli, ces humeurs (les neurotransmetteurs) se répandent à nouveau dans les différents organes et stimulent leurs fonctions.

Ainsi, l'âme est comparable à un courant mettant en action tout l'organisme humain : elle y rencontre les oppositions de la sensualité, auxquelles elle se soumet souvent.

Le cœur siège de l'âme

Sainte Hildegarde accorde une attention toute particulière au cœur, qu'elle considère comme le centre même de la vie, le siège de l'âme :

> L'âme est comme un souffle de vie plein d'intelligence, qui anime et gouverne l'ensemble du corps de l'homme. La sagesse réside dans la région du cœur. Dans la demeure du cœur, elle se sent chez elle. De là, comme le ferait un bon père de famille, l'âme pense et dirige les affaires de toute la maisonnée… L'âme est le principe du feu et réchauffe ainsi tous les processus vitaux.

> Le cœur de l'homme n'est que chaleur. Le foie assèche et le poumon humidifie. La chaleur du cœur, le sec du foie et l'humidité du poumon sont bans pour l'homme. Ainsi, une bonne température, une phase sèche et une humidité de l'atmosphère, fortifient toute vie en ce monde.

Dans cette contemplation du cosmos, Hildegarde voit la circulation des humeurs dépendre des vents et des courants atmosphériques :

> Le cœur réchauffe l'estomac, le foie le fortifie et humidifie le poumon, afin que les aliments, de leur absorption jusqu'à leur évacuation, puissent être transformés. De même, l'air aide la *viriditas*, la chaleur et l'humidité, dans le mûrissement de tous fruits. L'estomac a son siège dans le ventre, les aliments y pénètrent puis en ressortent. Il est suspendu dans l'abdomen comme un sac et symbolise la capacité de contenance du monde.

Sainte Hildegarde décrit même la circulation du sang et son rapport avec l'âme.

> Du cœur, du poumon, du foie partent pareillement des vaisseaux sanguins, semblables à de petits tuyaux, qui aident l'estomac à recevoir, puis à évacuer, la nourriture.
>
> Il en est de même pour l'âme face au bien ou au mal. Elle peut soit éliminer les pensées de méchanceté ou de paresse, soit les vivifier et leur permettre de se réaliser. De même que les vaisseaux sanguins sont reliés à l'estomac, l'âme est présente dans toutes les fibres de l'organisme. Et comme il ne serait pas bon pour l'estomac d'être toujours plein ou toujours vide, il serait également préjudiciable pour l'âme que le corps de l'homme vive toujours soumis aux désirs de la chair – bien que tel soit son penchant.

L'âme garde en mémoire toutes pensées, sensations et sentiments. Elle gère ce trésor d'expériences et suscite ainsi différents états d'esprit chez l'homme. Comme l'écrit sainte Hildegarde :

> De même, l'âme intègre les œuvres de l'homme et les soumet à la raison, qui les examine toutes. Elle est le serviteur des pensées, lesquelles sont des tables où sont inscrites les choses qu'elle a examinées. Elle y note les informations communiquées par le corps. Si l'homme agit selon les désirs de la chair pour faire le mal, l'âme lui « assène un coup sur la tête », puis elle pleure sur ces actions mauvaises qui lui échoient, alors même qu'elle y a pris part.

Les états d'esprit de l'homme ont une influence sur ses sécrétions hormonales. Sainte Hildegarde précise à ce sujet :

> Dès que le cœur est remué, soit par la joie, soit par la tristesse, il stimule les cellules nerveuses de la tête, de la poitrine et du poumon. Les humeurs se déversent alors dans le cerveau, et la vue s'embrume par les larmes qui emplissent ses yeux. Comme souvent, au moment de la lune croissante, des tempêtes soulèvent de grosses vagues, élèvent ou abaissent les flots de la mer (marées hautes et basses), ainsi l'âme fait venir les larmes lorsque le cœur est ébranlé. Et de même que l'homme tourné vers l'Esprit est rempli de crainte révérencielle et se met à pleurer, de même les nuages gonflés de pluie la répandent abondamment sur la terre.

Aujourd'hui, nous savons que l'effort physique est rendu possible grâce à la stimulation hormonale (déversement d'adrénaline et de noradrénaline). Les phases de tension doivent obligatoirement être suivies de phases de régénération, sans quoi l'organisme ne peut retrouver ses forces :

> Souvent, l'âme cède trop longtemps aux organes de sens, de sorte que le sang (les hormones et les neurotransmetteurs) finit par s'amoindrir et se dessécher. De la sueur (hormone) est alors envoyée dans la moelle épinière, afin que l'homme au repos peut reconstituer ses forces et se régénérer. Les (hormones) sécrétées vont du sang vers la chair et la moelle épinière, leur apporter de la chaleur et les régénérant. De cette façon, l'âme stimule le corps et lui permet de rester actif. Si des désirs ardents de plaisir charnel pénètrent dans le corps, l'homme ressent du dégoût. Les forces de l'homme se reconstituent alors, de sorte qu'il puisse se mettre entièrement au service de Dieu.

La conviction d'Hildegarde devient évidente : l'homme risque la maladie lorsque son âme est affligée par le mal.

> L'homme est souvent atteint de maladie grave quand ses viscères ne fonctionnent pas selon un rythme naturel. L'âme alors envoie une tempête dans l'organisme du pécheur, afin de le pousser au repentir. De même qu'elle souffre à cause du péché, elle lui inflige de grandes souffrances pour l'amener au repentir… l'âme est la force vive de l'organisme, et jamais elle n'accepte le péché avec joie. Elle en souffre, elle attaque le corps, parfois si fortement, que c'est à peine s'il peut encore s'en remettre. L'âme se transforme en conscience, elle avertit l'homme, le remet sur la bonne voie et le console afin qu'il ne se décourage pas. Les forces de l'âme décident donc de la santé ou de la maladie de l'homme.

Sainte Hildegarde porte toute son attention à ces forces de l'âme dans l'organisme. Aussi, sa médecine est-elle avant tout une thérapie de l'âme :

> L'homme, créé à l'image de Dieu, est doué d'une intelligence qui est présente en son âme. L'ardente vie de l'âme réchauffe sa chair, cette chair que le doigt de Dieu a formée au moment où il a créé Adam.
>
> L'âme inonde l'organisme humain de sa force de vie, lui permet de croître et de se développer. Le corps, pour pouvoir se mouvoir, a besoin de l'intelligence de l'âme, puisque seule l'âme donne au corps le mouvement et la vie. L'organisme humain est aussi étroitement lié à l'âme que la créature l'est au Verbe. Dieu, par sa volonté, a créé l'homme. Celui-ci ne pourrait vivre sans les vaisseaux sanguins et les humeurs qui irriguent son corps, il ne pourrait exister s'il n'était pas relié à la nature.

Dans chacun de ses livres, sainte Hildegarde fait référence au trésor spirituel que représente le christianisme pour l'humanité. Dans son livre *Scivias*, elle décrit la rencontre d'un carré d'or, fait du bleu du firmament, avec l'organisme de la Terre-Mère, c'est-à-dire la naissance de l'homme. La vie jaillit de la rencontre entre le ciel et la terre, entre le principe masculin et le principe féminin. Dieu s'est incarné en l'homme, de sorte que l'homme est autant enfant du ciel que de la terre.

Dans la dernière partie du *Scivias*, elle décrit trente de ces forces spirituelles, qui participent à la construction de la Nouvelle Jérusalem. Elle leur donne le nom de *virtutes* (*vir* = force, énergie) et les range en deux catégories : d'un côté, les forces de l'action active – travaillant et opérant – et de l'autre, les forces de protection, qu'elle désigne par « l'armée de Dieu ». Ces trente forces divines travaillent sans relâche à la construction de la cité, avec ses tours, remparts, maisons, escaliers et ponts. La Nouvelle Jérusalem symbolise la cité de l'âme. L'homme est lui-même cette Jérusalem et les forces de son âme le régénèrent, le fortifient, le protègent des maladies et de leurs germes, le guérissent et le maintiennent en vie. Toutes ces forces sont des vertus qui donnent à la vie son sens et sa valeur, et qu'en plus, sont libératrices et rédemptrices ! Dans son opéra-ballet *Ordo virtutum*, sainte Hildegarde met ces forces de vie en scène : par la danse et le chant, les forces de Dieu viennent au secours de l'homme, et l'arrachant à sa détresse ; il suffit que l'homme invoque Dieu et l'appelle par la prière, quelle que soit la situation périlleuse où il se trouve. Ces forces de vie ont le pouvoir de le protéger et de le guérir, de le libérer et de le sauver.

Après avoir dicté ses traités de médecine *Causae et Curae* et *Physica*, entre 1158 à 1163, sainte Hildegarde se consacre exclusivement aux forces curatives de l'âme. Elle rédige le grand *Livre des mérites de l'âme*, où est décrit l'affrontement des vertus et des vices. Aux trente vertus présentes dans son *Scivias*, elle ajoute cinq vertus conductrices ; à chacune d'elles, elle oppose également un vice. Ce sont là les fondements de sa psychothérapie. Ces trente-cinq paires opposées sont placées en différents endroits du corps humain, de la tête aux pieds. Elles jalonnent les différentes étapes de la vie, de la conception jusqu'à la mort ; de là naît une thérapie efficace qui permet de comprendre toutes les difficultés d'une vie humaine. Pour vingt-huit de ces paires d'opposés, le jeûne est le moyen le plus efficace de découvrir, derrière les vices, les vertus, forces de guérison de l'âme.

« Activer la pharmacie domestique du corps »

La pharmacie de l'âme par le jeûne hildegardien

Les soi-disant maladies de civilisation ne peuvent être guéries seulement si l'on tient compte de leurs causes psychiques. Depuis quinze ans que nous pratiquons la cure de jeûne et de régénération préconisée par sainte Hildegarde, nous avons soulagé des milliers de personnes en situation de crise existentielle plus ou moins grave. Nombre d'entre elles ont vu se libérer en elles des forces inconnues jusque-là, ce qui leur a permis d'en parler et de les surmonter.

Nous sommes sans aucun doute les premiers, et les seuls, à avoir utilisé la psychothérapie de sainte Hildegarde exposée dans le *Liber vitae meritorum* (*Le livre des subtilités des créatures divines*), comme remède universel pour la guérison de l'âme et du corps. À dire vrai, l'efficacité de cette méthode de jeûne nous a étonnés nous-mêmes ! Nous avons atteint un double objectif : persuader nos patients de changer leurs habitudes alimentaires, et d'adopter un mode de vie favorable à la santé.

Une patiente raconte :

« Jusque-là, je n'avais pratiqué que des jeûnes aux jus de fruits. Mais, dans la maison de cure de Sainte Hildegarde, on sert à midi une « soupe de jeûne » (de la semoule d'épeautre avec un peu de légumes), qui réchauffe l'estomac et le corps,

et donne la sensation d'avoir mangé sa faim. Pendant toute la semaine de jeûne, je n'ai jamais eu la moindre sensation de faim. Je n'ai même pas pensé à manger la pomme qui me restait de mon voyage ! Mais ce sont les effets du jeûne sur mon âme qui m'ont le plus impressionnée.
Pendant les conférences auxquelles j'assistais, et au cours de mes conversations avec d'autres malades, j'ai beaucoup entendu parler de sainte Hildegarde ; et après quelques jours, j'ai compris qu'elle ne proposait pas seulement une médecine physiologique, mais un mode de vie qui permet de résoudre les problèmes psychologiques et de redonner des forces morales. De nos jours, on parle beaucoup de connaissance de soi. Or, jusque-là, je n'avais pas vraiment compris le sens du mot "moi" ; à la fin de cette semaine de jeûne, j'ai constaté avec étonnement que ma façon de regarder les problèmes quotidiens avait changé, que bien des choses en mon esprit étaient devenues claires. J'avais également plus d'intuition, ce qui me permit de prendre un certain nombre de décisions importantes pour mon futur. »

Depuis tant d'années que je recommande le « jeûne hildegardien », je n'en finis pas de découvrir cette âme humaine d'où viennent 90 % des maladies. Cette découverte m'émerveille constamment. On ne répétera jamais assez que la guérison du corps n'est possible qu'une fois l'âme purifiée et soulagée de ses maux, de ce qui l'encombre, de ses conflits et ses crises. Lorsque le patient débusque ses vieilles habitudes et prend de la distance par rapport à elles, il découvre sa profondeur, le centre divin d'où naissent les forces curatives de l'âme. C'est là précisément que réside le siège de la « pharmacie de l'âme » avec ses forces, celle que sainte Hildegarde appelle *quasi medicina*, c'est-à-dire : qui ont les propriétés d'un médicament.

Le jeûne hildegardien n'est pas simplement une méthode qui libère l'âme de ses vices et de ses préjugés, elle libère également le corps de ses crasses et de ses poisons. La plupart de nos patients constatent avec surprise que rester une semaine sans pratiquement rien manger n'enlève ni la bonne humeur, ni les forces physiques. Il est donc judicieux de jeûner : c'est une méthode naturelle. Chez certains animaux, les mois de jeûne correspondent même à des périodes de grande activité. La mère ourse, par exemple, met au monde ses petits dans sa caverne, pendant l'hiver. Elle les nourrit ensuite avec la graisse qui s'est accumulée dans son corps, sans qu'elle ait mangé, ni bu.

Au printemps, lorsqu'elle quitte son gîte, elle est aussi fraîche que la rosée du matin. Quant au cerf, à l'automne, saison du rut, il dédaigne sa nourriture habituelle, il lui faut avant tout s'assurer sa descendance et chasser ses rivaux, dans des combats où il risque même sa vie.

Le jeûne a de profondes vertus curatives, grâce à l'action du « médecin intérieur », qui parvient à guérir un grand nombre de maladies graves, y compris certaines réputées mortelles. Parmi elles, l'artériosclérose, qui de nos jours, cause la mort de près de la moitié de la population des pays industrialisés. Très souvent, en effet, l'artériosclérose entraîne l'infarctus du myocarde ou l'apoplexie. C'est une maladie sournoise et longue : avant l'issue fatale, il s'écoule souvent une trentaine d'années. Le jeûne est également efficace dans le cas de maladies cardiaques : insuffisance coronarienne, faiblesse du muscle cardiaque, et surtout l'angine de poitrine. La plupart des malades se sentent si bien après cette cure de jeûne qu'ils abandonnent presque tous leurs médicaments chimiques. Le jeûne a aussi fait ses preuves dans l'asthme, les migraines, les maladies gastro-intestinales, le diabète et la goutte.

Il est particulièrement impressionnant d'observer que la plupart des jeûneurs, loin du stress de leur vie quotidienne, sont heureux de se retrouver entre eux. La bonne humeur règne, les esprits deviennent vifs, l'acuité sensorielle augmente et ils sont particulièrement sensibles aux forces spirituelles. Mais le jeûne hildegardien a aussi des bienfaits sur l'organisme. La tension artérielle se normalise (elle baisse en cas d'hypertension et remonte en cas d'hypotension). Les taux de cholestérol, de glucose ou d'acide urique dans le sang, deviennent normaux. Les excitants (cigarettes, alcool, médicaments) deviennent inutiles. Le cœur est allégé de ses surcharges, les douleurs de l'angine de poitrine diminuent et les kilos superflus fondent ! Le jeûne est encore plus efficace si, dans les jours qui suivent, on adopte un régime plus ou moins végétarien, donc une alimentation à base d'épeautre, de fruits et de légumes, et qu'on évite les protéines d'origine animale, en particulier les viandes grasses, les fromages gras et les œufs.

Préparation au jeûne

Il est conseillé pendant 1 à 3 jours, d'observer une sorte de préjeûne, à base d'épeautre, de fruits et de légumes, pour mettre l'organisme au repos.

Matin : Bouillie d'épeautre

Prendre 2 tasses d'eau, 1 tasse flocons d'épeautre ou d'épeautre frais, concassé. Faire cuire de 5 à 20 minutes. Ajouter une pomme coupée en dés, 2 ou 3 pointes de couteau de galanga, de cannelle, de pyrèthre d'Afrique et selon le goût, 1 cuillerée à soupe de miel. Faire cuire de nouveau 5 minutes. Saupoudrer, sur cette bouillie, 1 cuillerée à café de graines de psyllium.

Midi : Salade verte aux grains d'épeautre

Après avoir bien lavé, puis égoutté une laitue, la couper sommairement, ajouter 3 cuillerées à soupe de graines d'épeautre déjà cuites (froid). Faire ensuite une vinaigrette avec 2 cuillerées à soupe de vinaigre de vin, 2 cuillerées à soupe d'huile de tournesol et, éventuellement, un peu de sucre. Bien mélanger le tout, afin qu'aucun goût ne soit plus fort qu'un autre.

Soir : Pain d'épeautre et tisane de fenouil

Pendant toute la cure, boire du café d'épeautre, de la tisane de fenouil et du jus de pomme (on peut avantageusement mélanger la tisane de fenouil et le jus de pomme). Nous conseillons de boire, en plus, de l'eau fraîche passée à travers un filtre spécial (traitement de l'eau par osmose), afin de la débarrasser de ses impuretés.

La cure de jeûne

La semaine de jeûne se déroule selon les principes recommandés par sainte Hildegarde :

- Ne rien manger pendant six jours
- Renoncer à la cigarette, au café en grains, aux friandises et aux médicaments superflus et, à tout ce qui n'est pas d'un intérêt vital pour l'organisme.
- Détente quotidienne : promenades à pied, dessin, peinture, méditation et lecture.

Gâteaux dépuratifs au gingembre

La cure de jeûne commence par un nettoyage à fond des intestins, grâce aux fameux gâteaux au gingembre, qu'on mange le matin à jeun. On les trempe dans de la tisane de fenouil, ou on les laisse fondre doucement dans la bouche. Les gâteaux au gingembre ont un goût assez fort auquel il faut s'habituer. Certains patients les appellent parfois « gâteaux pour chiens », mais ils remplacent avantageusement les sels de Glauber, au goût franchement écœurant. Les gâteaux au gingembre obligent le corps, à vivre sur ses réserves de protéines et de lipides, ce qui provoque l'évacuation des humeurs viciées, tout en préservant les substances saines de l'organisme.

On peut manger aussi les gâteaux au gingembre en dehors d'une cure de jeûne : ils ont la propriété d'évacuer ce qu'on appelle « les humeurs *mali, noxi et infirmi* », c'est-à-dire les humeurs viciées dues aux erreurs alimentaires, et aux polluants de l'environnement. Par temps froid, il faut faire attention à ne pas se refroidir. Après les avoir mangés, rester encore au lit pour se reposer un peu, en gardant les yeux ouverts. Ensuite, on peut faire quelque pas pour se réchauffer.

Recette :

12 g de poudre de gingembre
6 g de poudre de racine de réglisse
4 g de poudre de zédoaire
22 g de sucre brun
5 g de farine d'épeautre
1 goutte de jus d'euphorbe.

Faire des petits gâteaux avec ces ingrédients. L'été, on peut les faire sécher au soleil, ou les faire cuire 5 minutes au four à 180 °C. Humidifier les gâteaux avec le jus d'euphorbe.

Les gâteaux au gingembre existent tout préparés dans le commerce.

Comprimés de fenouil

On prendra aussi des comprimés de fenouil, tout au long de la journée. Ils aident à la désintoxication de l'intestin, stimulent la circulation sanguine et activent l'élimination par la peau. Ainsi, assurent-ils une meilleure odeur corporelle et suppriment la mauvaise haleine. Hildegarde écrit :

> Chez celui qui mange chaque jour du fenouil ou des graines de fenouil à jeun, les glaires nocives et les substances putrides diminuent, car le fenouil a une bonne chaleur et contient des forces précieuses. Il détruit aussi la mauvaise haleine et donne une meilleure vue.

Comprimés de galanga

Les comprimés de galanga sont parmi les remèdes les plus efficaces de l'art de guérir de sainte Hildegarde. En cas de troubles cardiaques et de la circulation du sang, ou de problèmes digestifs, on peut prendre des comprimés de galanga, qu'on les laisse fondre lentement sur la langue. Ces comprimés éliminent la douleur et la faiblesse cardiaque, de même que les vertiges liés aux affections cardiaques. Ils permettent également de bien supporter les crises liées à la désintoxication qui peuvent se produire pendant le jeûne, ils sont antispasmodiques, soulagent également les maux de tête, éliminent l'hypertension et les flatulences. Sainte Hildegarde écrit :

> Celui qui a des douleurs au cœur ou celui qui sent son cœur s'affaiblir, doit manger du galanga en quantité suffisante, et il ira mieux.

Vin d'absinthe

Un jour sur deux, prendre pour petit-déjeuner un verre à liqueur de vin d'absinthe. Le vin d'absinthe stimule la circulation du sang dans les organes d'élimination. Il protège de l'artériosclérose et a la réputation de drainer le tissu conjonctif de ses dépôts de toxines.

Recette :

40 ml de jus d'absinthe de printemps (à récolter par une lune croissante, en mai ou juin
1 litre de vin
150 g de miel

Faire bouillir le vin et le miel. Dès que le mélange bout, on ajoute le jus d'absinthe et on le retire aussitôt du feu. Filtrer, puis verser dans un récipient stérilisé. Boire par toutes petites gorgées dans un verre à liqueur.

Tu utiliseras de l'absinthe encore jeune, tu la broieras et filtreras le jus à travers un linge. Ensuite, tu feras cuire du vin avec un peu de miel et verseras le tout sur le vin. Le goût de l'absinthe doit l'emporter sur les autres ; tu boiras de ce vin entre mai et octobre, au rythme de trois jours (à savoir : un jour, on en boit, le deuxième jour on fait une pause et, le troisième jour, on en reprend). Il a la vertu de réduire la bile noire et de fortifier les reins. Il donne une bonne vue, fortifie le cœur, prévient la faiblesse du poumon, réchauffe l'estomac, nettoie l'intestin et assure une bonne digestion.

Vin au persil et au miel

Cette boisson est particulièrement efficace lorsqu'on a une envie irrésistible d'interrompre le jeûne.

Recette :

Faire bouillir 1 litre de bon vin, 10 feuilles de persil frais, 2 cuillerées à soupe de vinaigre de vin, pendant 5 minutes. Ajouter 150 g de miel et remettre sur le feu encore 5 minutes.

Celui qui ressent une douleur au cœur, à la rate, ou au côté, qu'il fasse cuire un peu de vinaigre et beaucoup de persil dans du vin ; qu'il filtre le tout à travers un linge et en boive souvent. Cela le guérira.

Mesures pour augmenter l'efficacité du jeûne

Il existe un certain nombre de moyens physio-thérapeutiques pour intensifier le nettoyage et la régénération du corps : le sauna, les massages, en particulier des reins et des articulations, ce qui stimule l'évacuation des déchets tenaces, l'application de ventouses, si possible près d'un feu de bois d'orme.

Tous les deux jours, il est bon de faire un lavement des intestins. On peut se servir d'un irrigateur. Ces lavements accélèrent l'évacuation des toxines des intestins, apaisent les maux de tête ou autres symptômes découlant du jeûne.

L'importance du lavement était déjà connue des esséniens, car on peut lire sur le fragment d'un texte du IIIe siècle, écrit en araméen :

> Aussi, trouve une grande courge avec une tige de la hauteur d'un homme, retire-en la pulpe, puis verse, dans la courge, de l'eau du fleuve réchauffée au soleil. Suspends la courge à une branche et introduis l'extrémité de la tige dans ton anus, de sorte que l'eau se déverse dans tes entrailles. Ensuite, agenouillé par terre, laisse tranquillement l'eau s'écouler de ton corps. Elle emportera avec elle toutes les substances impures et puantes de Satan, présentes à l'intérieur de toi.

Vaporisation (sauna) au parfum de châtaigne

Pour améliorer l'irrigation sanguine et réguler le métabolisme, vous pouvez, parallèlement à votre traitement, pratiquer un sauna au parfum de châtaigne :

> Faire bouillir les feuilles, écorces et fruits du châtaigner dans de l'eau, puis filtrer. Versez ensuite cette décoction, lentement, goutte à goutte, sur les pierres brûlantes d'un sauna, et inhaler.

Le jeûne et la contemplation de la nature

Le jeûne est une renaissance, il permet à l'âme de régénérer ses forces. Mais il est bon d'y ajouter la contemplation de la nature, à travers laquelle nous appréhendons toute la création. De cette façon, nous absorbons consciemment les énergies cosmiques du feu, de l'air, de l'eau et de la terre. Ces forces de la nature, ainsi que les quatre éléments, contiennent avant tout cette puissance de vie, la *viriditas*, dont sainte Hildegarde écrit :

> Aucun arbre ne croît, ne verdit, sans l'aide de la *viriditas*, aucune pierre ne manque de cette humidité verdoyante, aucune créature n'est privée de cette qualité, l'éternité vivante elle-même, n'existe pas sans la force de verdir.

Le jeûne de sainte Hildegarde est un « rituel pratique » qui garde la santé et qui prévient les maladies. Que d'économies on pourrait réaliser si on n'attendait pas toujours, pour se soigner, que le mal soit déjà déclaré !

« Que vos aliments soient vos remèdes »

L'alimentation comme thérapie selon sainte Hildegarde

Même les fous sont capables de jeûner, mais seul le sage persévère dans une saine diététique.

George Bernard Shaw

La santé dépend, pour une grande part, du régime alimentaire. Tous les gens sages du monde le savent. La Chine a une diététique millénaire, le Japon a inventé la macrobiotique pour prolonger la vie, l'Inde a la cuisine ayurvédique. En Grèce, il y a plus de 2000 ans, Hippocrate disait déjà : « Que vos aliments soient vos médicaments ! » L'ignorance des règles alimentaires a suscité une multitude de théories et de religions nutritionnelles qui, souvent, se contredisent : il y a les adeptes du cru, du régime dissocié, les convaincus du régime à base de protéines ou de vitamines, les pseudo-scientifiques prônant un strict équilibre des acides et des bases. L'industrie agro-alimentaire, celle de la viande, du lait et des œufs, a profité du vide dans cette matière. La viande et la charcuterie en abondance, les fromages gras, les desserts contenant un maximum d'œufs, tout cela est devenu le symbole d'un niveau social. Le prix à payer pour ce régime riche en albumine est très élevé, d'abord pour la terre aux ressources limitées, mais aussi pour ceux qui l'adoptent, et pour la communauté dans son ensemble. Il en découle de nombreuses maladies, dites de civilisation, souvent chroniques, dont le coût se chiffre en milliards.

Les risques d'artériosclérose et surtout de cancer dus à une alimentation trop riche en albumine, fait qu'un grand nombre de personnes parmi nous vivent avec une épée de Damoclès au-dessus de la tête.

Les conseils de l'Institut allemand de recherche en matière de diététique n'ont rien changé à cette situation. L'information sur les risques encourus n'a guère modifié les habitudes alimentaires, et cela bien que les recherches aient prouvé qu'en privilégiant le végétarisme, on est, dans l'ensemble, en meilleure santé qu'en consommant beaucoup de viande, donc des protéines et des graisses animales.

Le médecin finlandais T. Adlercreuz a mené une étude comparative sur une période de dix ans : parmi les personnes suivies, celles qui mangeaient la viande avaient plus de cholestérol et d'acide biliaire dans le sang que les végétariens, donc un taux d'hormones sexuelles également plus élevé. Or, plus le corps contient de lipides, plus le taux d'hormones sexuelles est élevé, et plus le risque de tumeurs qui en dépend s'accroît : tumeur au gros intestin, à la prostate et au sein. Mais c'est surtout l'organisme féminin qui est sensible à l'excès d'œstrogènes : des études ont prouvé qu'il est responsable de 60 % des cancers propres à la femme.

En effet, un taux excessif d'œstrogènes est un excitant pour le tissu du sein, ce qui peut entraîner une inflammation (mammite) et des kystes, voire une tumeur maligne. À l'inverse, une alimentation végétarienne déverse dans l'intestin grêle une quantité importante de fibres : le cholestérol et l'acide biliaire sont neutralisés, aussi la production d'hormones sexuelles reste-t-elle normale.

Les conseils alimentaires élaborés par sainte Hildegarde, il y a 800 ans, sont totalement en accord avec ceux des autres diététiques réputées pour leur sagesse, et sont toujours actuels. Hildegarde propose un large choix de mets extrêmement variés, où l'épeautre, les fruits et les légumes tiennent une place centrale, la viande et les produits laitiers, par contre, une place secondaire, à moins qu'un aliment d'origine animal ne fasse partie d'un régime particulier.

Quant au choix des aliments, leur teneur en oligo-éléments n'importe pas particulièrement, et encore moins leur teneur en calories, mais bien davantage leur valeur curative que : sainte Hildegarde appelle la subtilité.

L'épeautre, premier remède pour sainte Hildegarde

L'épeautre est une céréale très ancienne qui n'appartient pas à la famille du blé. Pendant trente ans, nous avons soigneusement étudié ses propriétés curatives dans le cas des maladies chroniques. Les résultats de cette étude ont été présentés au deuxième colloque sur l'épeautre, qui s'est tenu à Hohenheim, en mars 1991. Le succès général de cette graine prise quotidiennement, repose clairement – et ce même avec un regard critique – sur le fait qu'elle permet de remplacer complètement le blé. Si nous donnons la place d'honneur à cette céréale, c'est parce que sainte Hildegarde, elle-même, en a décidé ainsi :

> L'épeautre est la meilleure des céréales : il réchauffe et lubrifie, il est léger et possède une haute valeur nutritive. Celui qui mange de l'épeautre se constitue des muscles robustes. L'épeautre est parfait pour le sang, il rend gai et joyeux. Qu'on le mange en pain ou en plat, l'épeautre est excellent et très digeste.

Nous prenons l'épeautre comme aliment de base pour le traitement des maladies suivantes :

- Maladies gastro-intestinales
  - diarrhée
  - colite ulcéreuse
  - maladie de Crohn
  - maladie cœliaque/sprue

- constipation
- diverticulite
- hémorroïdes

- Névrodermite et autres allergies
  - allergies d'origine alimentaire

- Troubles du métabolisme
  - diabetis mellitus
  - excès de lipides dans le sang

- Maladies rhumatismales
  - polyarthrite chronique

- Maladies nerveuses
  - Dépressions

- Problèmes dus aux effets secondaires de médicaments
  - affections liées à l'absorption d'antibiotiques
  - abus de laxatifs

- Tumeurs

Nous recommandons, à presque tous nos patients, de manger de l'épeautre trois fois par jour, sous n'importe quelle forme :

Matin :
- sous forme de bouillie d'épeautre (*habermus*)
- café d'épeautre

Midi :
- épeautre en grain (présenté comme le riz)
- épeautre « kernotto » (épeautre décortiqué)
- nouilles à base de farine d'épeautre
- « spätzle » d'épeautre
- Semoule d'épeautre dans une soupe de légumes

Soir :
- Laitue avec des grains d'épeautre bien cuits
- Pain d'épeautre

Jusqu'à présent nous n'avons encore jamais constaté d'allergie à l'épeautre, et c'est un avantage comparé au froment, dont le gluten peut déclencher l'allergie connue sous le nom de maladie cœliaque/sprue.

En y regardant de près, nous constatons que 90 % des cas de réussite de ces cures d'épeautre tiennent au simple fait avoir radicalement changé notre alimentation, d'avoir remplacé le blé par l'épeautre. Nos observations cliniques ont été faites sur une période de trente ans et ont porté sur plus de 10 000 malades, ce qui est une preuve largement suffisante de l'efficacité de l'épeautre.

D'autre part, l'épeautre est une céréale hautement écologique, d'où son importance pour la santé mondiale. Pour sa croissance optimale, l'épeautre ne demande ni engrais, ni insecticides, ni pesticides, ni raccourcisseurs de tiges. Son enveloppe est grandement protectrice, y compris contre les déchets radioactifs. Nous en avons eu la preuve après la catastrophe de Tchernobyl, en 1986, puisque les grains d'épeautre ont été dix fois moins radioactifs que ceux du blé.

Son enveloppe très robuste la protège également contre les champignons parasites, notamment contre la fusariose. Ces champignons microscopiques, qui s'attaquent aux céréales, sécrètent au moment de la digestion, des poisons virulents, responsables de malformations et de difformités chez le fœtus ; ils provoquent également la stérilité chez certaines femmes. L'épeautre est aussi le remède le plus efficace contre les allergies d'origine alimentaire – par exemple, en cas d'éruptions cutanées sur la tête du nourrisson –, le rhume des foins, la polyarthrite, les colites, la névrodermite, l'asthme, la maladie de Crohn, la maladie cœliaque/sprue. Cependant les vertus de l'épeautre n'existent que si la céréale est cultivée sans adjonction de blé (depuis une centaine d'années, et pour une question de rendement, certaines variétés d'épeautre sont mélangées de blé : hybridées).

C'est bien pour une raison de rendement que l'on a commencé, il y a une centaine d'années, à cultiver l'épeautre sur les souches de blé. Aussi nous recommandons aujourd'hui uniquement les variétés d'épeautre très anciens ou ceux qui ont été cultivés dans le seul but de produire une céréale authentique, dans laquelle ne se trouve plus aucune trace de blé.

Sainte Hildegarde parle également des quatre autres céréales traditionnelles : le blé, l'avoine, le seigle et l'orge. Concernant le blé, elle anticipe ainsi de 800 ans le mouvement actuel vers une alimentation saine, authentique et naturelle.

> Le blé réchauffe l'homme et il est si complet qu'il ne nécessite aucun additif, si on prend de la bonne farine, celle qui provient du grain entier, ce pain fait de farine complète agit en bien sur les bien-portants et sur les malades. Elle donne une bonne chair, de bons muscles et un bon sang.
>
> Par contre, la farine de blé blanche et ses produits dérivés, comme les petits pains, pâtes et gâteaux, provoquent des maladies et affai-

blit l'organisme. Quand le meunier tamise la semoule de la farine et ôte tous les éléments durs, pour la rendre blanche et fluide, il l'appauvrit. Ce blé-là provoque des maladies et rend faible. Cette farine ne vaut pas la farine complète. Elle a perdu les qualités de la farine « bise » et génère beaucoup plus de mucosités (bronchites et catarrhes) que la farine complète.

Les pâtes et pizzas faites à la farine de blé génèrent des glaires dans l'appareil digestif, car « … celui qui cuit les grains de blé et les mange comme un autre aliment n'obtiendra ni bonne chair ni bon sang ; au mieux, une forte mucosité, car il ne peut digérer une telle nourriture. »

Toujours selon sainte Hildegarde, l'avoine est presque aussi bénéfique que l'épeautre. Les personnes malades, par contre, ne devraient pas en manger car elle peut constiper.

Le seigle fait maigrir toutes les personnes trop grosses. Les maigres, les personnes ayant des difficultés circulatoires, en particulier celles qui souffrent de gastrites, digèrent mal le seigle.

La fameuse soupe d'orge, que l'on mange à Berne, en Suisse, n'a aucune valeur nutritive, ni pour un malade, ni pour un bien-portant. Elle refroidit plutôt l'organisme. L'orge sous forme de pain ou de soupe affaiblit les personnes fortes et, en particulier, les malades souffrant d'une mauvaise circulation du sang. L'orge n'a pas les propriétés des autres céréales.

Liquide, l'orge est excellente dans la bière qu'elle rend digeste :

La bière permet à la chair des muscles de se développer. Sa force et sa bonne qualité donnent un teint beau et sain ». Ceci vaut également pour la bière d'épeautre. Elle réconforte à la fois les malades et les bien-portants.

Les légumes

Dans son traité de médecine, *Physica*, sainte Hildegarde décrit tout ce qu'on pouvait acheter sur les marchés à son époque, y compris les légumes. Elle parle même du chou, qu'elle déconseille néanmoins à cause des flatulences qu'il provoque. Parmi tous les légumes, elle donne sa préférence à ceux qui suivent :

La châtaigne

> La châtaigne est très chaude et possède, grâce à cela, une très grande force vitale (*virtus* – force de la vertu), car elle symbolise la *discretio* (la bonne mesure, le bon milieu, le firmament). Tout en elle est bon, notamment son fruit. Elle aide à lutter contre toute faiblesse présente dans l'homme.

Sainte Hildegarde attribue à la châtaigne un rôle important dans la santé du corps et de l'âme. Étant donné ses substances et l'énergie solaire accumulée en elle, c'est une nourriture complète et équilibrée. Elle restaure le foie et, par là, permet à l'homme de retrouver la juste attitude.

La châtaigne a prouvé son efficacité dans le combat contre les maladies qui rongent l'organisme, notamment le cancer. Nous avons même soigné un homme tellement affaibli par le SIDA qu'il n'avait plus la force de se lever. Or, après avoir mangé tous les jours des châtaignes pendant quatre mois, il a grossi de 18 kilos, et a pu quitter l'hôpital et reprendre, par la suite, ses activités professionnelles. Tant qu'il continue à manger régulièrement des châtaignes, il n'a pas l'impression d'être malade.

Dans le sud de l'Europe, jusqu'au XVIIIe siècle, on consommait des châtaignes pour leur apport en glucides. Elles ont ensuite été remplacées par la pomme de terre. Or celle-ci, comme toutes les autres solanacées (tomate, aubergine et poivron), contient des psychotropes, substances qui surchargent le système nerveux.

L'action de la châtaigne sur le foie est particulièrement régénératrice :

Lorsque tu as mal au foie, écrase des châtaignes et trempe-les dans du miel (3 cuillerées à soupe pour 100 g de miel). Tu mangeras souvent de ce miel, et ton foie guérira.

Que celui qui a mal à la rate fasse rôtir des châtaignes, qu'il en mange régulièrement pendant qu'elles sont encore chaudes, et sa rate sera réchauffée et redeviendra saine.

La rate est l'organe le plus important du système d'autodéfense du corps humain. Selon sainte Hildegarde, elle sert également de désintoxiquer le cœur.

La châtaigne, associée à l'épeautre, s'est révélée efficace pour combattre la leucémie, la combinaison des deux faisant chuter le taux de leucocytes, alors que les solanacées (pomme de terre, tomate, poivron, aubergine) les multiplient.

Celui qui veut fortifier son système nerveux, améliorer sa mémoire et donc se prémunir contre la maladie d'Alzheimer a avantage à manger souvent des châtaignes cuites :

Un homme dont le cerveau se dessèche par sécheresse, et qui souffre de faiblesse cérébrale, qu'il fasse cuire des châtaignes dans de l'eau, sans rien ajouter d'autre, et en mange souvent avant et après les repas ; sa cervelle se développera, ses nerfs se fortifieront, et ses maux de tête le quitteront.

Fenouil

Le fenouil sous toutes ses formes, tisane, légume ou comprimés, est un remède capital pour la santé de l'homme. Dans la thérapie de sainte Hildegarde, il est le remède universel contre les affections gastro-intestinales, en particulier la gastrite, les ulcères d'estomac et l'excès d'acidité. C'est pourquoi le fenouil remplace avantageusement les bloquants d'acidité, les H^2-bloquants, les mangeurs de protons et les antiacides. Le fenouil élimine les substances putrides de l'intestin, de sorte qu'on peut également lui attribuer des vertus carminatives (de nettoyage). Ses propriétés antispasmodiques libèrent les « gaz stagnants ». C'est pourquoi on l'utilise en cas de crampes gastro-intestinales, chez l'adulte comme chez l'enfant.

> Peu importe comment le fenouil est mangé car, sous toutes ses formes, il rend joyeux, provoque une chaleur agréable (bonne circulation du sang), donne une bonne transpiration et une bonne digestion..., car celui qui mange du fenouil ou ses grains de semences tous les jours (comprimés de fenouil), réduit les mucus malfaisants ou les putréfactions de son organisme ; il supprime la mauvaise haleine.

Le fenouil est un excellent remède contre les troubles de la digestion. Il élimine les flatulences, combat l'acidité gastrique et les aigreurs d'estomac dues à des erreurs alimentaires, notamment une alimentation trop grasse :

> Celui qui mange de la viande rôtie ou des poissons grillés, ou bien tout autre mets grillé, et qui ressent des douleurs, qu'il mange aussitôt du fenouil et il se sentira mieux.

Haricots

Dans la cuisine de sainte Hildegarde, les haricots ont la première place avec l'épeautre. Les haricots constituent une source très riche (et savoureuse) d'albumine. (20 et 25 %) et cette albumine d'origine végétale est bien acceptée par l'organisme :

> Les haricots contiennent une substance qui réchauffe et conviennent aux personnes robustes et en bonne santé. Ils sont préférables aux petits pois, parce que les malades aussi peuvent en manger sans grand inconvénient. Ils produisent également moins de mucosités que les petits pois.

Pois chiches

Comme les Orientaux, sainte Hildegarde a une prédilection pour la purée de pois chiches, dont elle loue la digestibilité et les vertus fébrifuges :

> Le pois chiche est chaud, il est agréable et facile à manger. Il n'apporte pas de mauvais sucs. Un homme qui a la fièvre doit en rôtir sur la flamme de charbon et en manger : il sera guéri.

Betterave rouge

Sainte Hildegarde ne parle pas spécialement de la betterave rouge. À cause de la subtilité qui la caractérise, toutes les variétés de raves potagères conviennent, les navets y compris. Pour ceux qui souffrent de maladies de la peau, d'excellents résultats ont été obtenus avec la salade de betteraves rouges au serpolet, qui permet une meilleure irrigation sanguine de l'épiderme :

> Quand les humeurs du corps augmentent et forment des tumeurs sous la peau, le malade doit manger des raves, et la matière favorisant les excroissances sera détruite.

Courge

La courge, surtout en purée, sert à préparer des mets délicieux : potages, tourtes et plats de légumes. Les courgettes font également partie de la variété des courges, ainsi que les variantes américaines de Squash. Selon sainte Hildegarde :

> Les courges sont sèches et froides. Elles croissent sous l'effet de l'air. Elles sont bonnes à manger, autant pour les malades que pour les bien-portants.

Céleri

Le céleri-rave est un aliment très sain. Il contient nombre de minéraux et des huiles (ces dernières sont excellentes pour stimuler la circulation sanguine). On peut également utiliser ses graines sous forme de poudre de graines de céleri, très efficaces contre les rhumatismes, l'arthrite, les douleurs liées à la goutte, ainsi que pour faire baisser le taux d'acide urique dans le sang :

> La nature du céleri est davantage verte que sèche, et il contient beaucoup de jus. Il n'est pas bon de le consommer cru, car il donne des humeurs viciées. Le céleri cuit n'est pas mauvais pour l'homme, au contraire, il génère des humeurs saines dans son corps.

Oignon

Bien que l'oignon devrait être présent dans tous les repas, il n'est cependant pas toléré par un estomac malade, parce qu'il provoque des flatulences, des douleurs et des renvois. À cet égard, la soupe à l'oignon est un bon test, elle nous permet de diagnostiquer ces problèmes gastriques :

> Quand l'homme mange de l'oignon cru, c'est comme s'il prenait le jus des mauvaises herbes, car, cru, l'oignon est souvent toxique. La cuisson sur le feu, par contre, réduit son action nocive et le rend mangeable. Pour ceux qui ont de la fièvre et des frissons, ou qui souffrent de la goutte, l'oignon est particulièrement bon. Pour celui qui a des douleurs à l'estomac, l'oignon n'est pas bon, ni cru, ni cuit, car il est trop humide.

Ail

> Qu'on soit malade ou bien portant, il vaut mieux manger de l'ail que du poireau. Cependant, il faut le manger cru, parce que, cuit, il agit sur le corps comme un vin gâté. Son jus est tempéré et sa chaleur bonne. Il ne fait pas mal aux yeux, même si sa chaleur irrite d'abord la conjonctive, mais il rend ensuite la vue plus claire. Il est cependant recommandé d'en manger avec modération, sinon il mettrait le sang en ébullition. En vieillissant, l'ail perd son juste degré d'humidité, mais, mélangé à d'autres mets, il retrouve sa force première.

L'ail est indiqué en cas de troubles de la digestion, de flatulences, de diarrhée ou de constipation chronique, car il assainit la flore intestinale. Frais, il est particulièrement efficace contre l'excès de cholestérol.

Les fruits savoureux, délicieuse source de forces curatives

Pomme

«An apple a day, keeps the doctor away – Une pomme par jour, éloigne le médecin» disent les Américains. Les pommes contiennent de précieux acides, qui lui donnent sa fraîcheur et son goût agréable. Elle fait saliver et facilite la digestion.

La pomme mûrit dans la rosée de la nuit, quand celle-ci est à l'apogée de sa force : du premier sommeil jusqu'à l'aurore, elle est plongée dans cette rosée pleine d'énergie et de puissance. Cette délicieuse pomme est pratiquement cuite dans cette rosée et ainsi, peut être aussi mangée crue par l'homme en bonne santé.

Les pommes cuites au four ou à la vapeur sont faciles à digérer, même pour les malades. Nous proposons, d'ailleurs, à nos patients, une pomme cuite au four à la fin de leur période de jeûne. Les pommes cuites à l'étuvée empêchent la prolifération des bactéries dans l'intestin qui peut déclencher des diarrhées. C'est pourquoi nous donnons à nos patients de la compote de pommes pour combattre la diarrhée ou la fièvre.

Les pommes contiennent de la pectine, une substance dont la propriété est de nettoyer l'intestin de ses impuretés et de sa crasse. La pectine régule également le taux de cholestérol dans le sang. Mais les pommes sont surtout appréciées pour leur haute teneur en fibres végétales, assimilables par l'organisme.

Les poires

Les poires crues sont peu digestes, dit sainte Hildegarde :

Leurs forces de croissance accueillent une rosée dont la viridité s'est déjà dissipée. Aussi, les poires produisent-elles des humeurs nocives dans le corps, à moins d'être cuites. Les poires crues génèrent des sucs nuisibles pour l'homme, parce qu'elles poussent

> au petit matin, quand la rosée commence déjà à s'évaporer. Celui qui veut manger des poires doit les faire cuire dans l'eau ou les faire sécher au coin du feu. Cuites, elles sont meilleures pour la santé que séchées parce que la chaleur de l'eau les cuit progressivement, alors que la chaleur du feu est trop violente… Les poires alourdissent d'abord l'estomac car elles attirent tout ce qui est nocif, puis le réduisent et le font sortir du corps par les selles. C'est le contraire de la pomme, que l'estomac digère facilement, mais qui ne peut évacuer les éléments putrides.

Le nettoyage et la purge opérés par les poires sont encore plus forts si on les mange avec du miel au fenouil des Alpes. L'ingestion de ce mélange détruit les bactéries pathogènes en milieu intestinal. Cette cure, écrit sainte Hildegarde, est encore plus précieuse que de l'or. Nous appliquons cette thérapie dans notre maison de cure pour assainir la flore intestinale de centaines de patients. «Normalement», on ne parvient à ce résultat qu'avec des antibiotiques et antimycosiques, qui sont pourtant nuisibles à la santé par leurs effets secondaires.

La recette des poires au miel et au fenouil des alpes (*meum athémanticum*), voir p. 11.

Coings

Les coings peuvent être mangés crus ou cuits sans aucune limite, par les bien-portants comme par les malades. Ils sont un excellent remède contre les rhumatismes et la goutte, parce qu'ils ont la propriété de réguler le taux de l'acide urique dans le sang. Hildegarde commente :

> Celui qui est goutteux (cette expression, précisément, se trouve en allemand dans un texte écrit en latin) mangera fréquemment des coings, cuits ou séchés, car coings neutralisent si efficacement les éléments qui favorisent la goutte, que celle-ci ne peut ni attaquer, ni affecter son système nerveux, ni gêner la mobilité de ses articulations, ni les déformer.

Notre remède contre les rhumatismes consiste donc en une cure de compote ou de marmelade de coings et de pain, sur lequel on saupoudre quelques pincées d'un mélange de poudre à base de céleri (voir p. 222). Cette cure calme, non seulement les douleurs rhumatismales, mais baisser aussi le taux d'acide urique dans le sang.

Le mucilage des coings combat l'inflammation de l'estomac et de l'intestin, cause de douleurs, mais aussi la diarrhée et ses répercussions sur le corps. On l'emploie pour fabriquer des émulsions et des élixirs. Les coings sont riches en fer, ils constituent donc un bon remède contre l'anémie.

Nèfles

Au Moyen Âge, le néflier était un arbre fruitier très apprécié. Ainsi, dans l'ordonnance de Saint-Gall, Charlemagne avait prévu d'en faire planter un dans chaque jardin des monastères. De nos jours, on le trouve surtout en Italie, en Grèce et en Turquie. Nous utilisons la nèfle pour combattre la faiblesse musculaire, l'atrophie musculaire, la sclérose latérale amyotrophique, parce que, comme le précise sainte Hildegarde, la compote de nèfles redonne du muscle :

> Le fruit du néflier est utile et bon, pour l'homme en bonne santé, comme pour le malade qui peuvent en manger autant qu'ils veulent, car il fait croître les tissus (muscles) et nettoie le sang.

La nèfle est riche en tanin, en pectine et en vitamine-C. Elle est bien supportée par les malades ayant le système gastro-intestinal fragile, et convient aussi aux cancéreux ou aux sidéens. Le mucilage de la nèfle fait disparaître les impuretés et les substances putrides de l'estomac et de l'intestin. La cure de nèfles est particulièrement indiquée dans le cas de névrodermite.

Cerises

Douces ou acidulées, les cerises contiennent un pigment (matière colorante) appelé flavine. Cette vitamine, dite de la perméabilité, appartient au groupe P. Nous l'employons contre le durcissement des vaisseaux sanguins, notamment chez les patients souffrant de varices, ou de *retinopathia diabetica.* Les cerises sont bonnes à manger aussi bien par les bien-portants que par les malades, mais sainte Hildegarde recommande :

> Afin de ne pas subir une éventuelle réaction (diarrhée) après avoir mangé des cerises, l'homme doit boire une bonne gorgée de bon vin…

Les fruits du cornouiller

Le cornouiller mâle (*Cornus mas*) est un arbrisseau très répandu. Son pigment, d'un rouge très vif, contient également la vitamine-P et protège contre l'inflammation des muqueuses de l'appareil digestif ; c'est aussi un remède en cas d'inflammation effective de ces muqueuses. D'autre part, il assouplit les vaisseaux sanguins.

Nous l'employons en cas d'inflammation des muqueuses de la bouche ou du pharynx, pour éviter les ruptures de capillaires, ou comme cicatrisant en cas de gastrite, ou d'ulcères d'estomac ou de l'intestin. C'est aussi un remède contre l'insuffisance veineuse chronique.

> Le fruit du cornouiller n'est mauvais pour personne, car il renforce l'estomac fragilisé du malade et nettoie celui de l'homme en bonne santé : il favorise le bon fonctionnement de l'organisme.

Framboises

Les framboises, comme les cerises, contiennent de la flavine (groupe de la vitamine P). Avec sa saveur légèrement acide, toujours rafraîchissante, la framboise stimule la sécrétion de salive et de suc gastrique.

> La framboise est froide et, donc, utile pour faire baisser la fièvre. Celui qui a de la fièvre et a perdu l'appétit doit cuire des framboises dans un peu d'eau et les laisser macérer. Qu'il boive ce jus de

framboises matin et soir. Les feuilles du framboisier, bouillies dans l'eau, peuvent être utilisées comme compresses : appliquées sur le ventre pendant une heure, et ceci pendant trois jours consécutifs, elles feront partir la fièvre.

L'eau de framboises au galanga s'est révélée très efficace chez les enfants qui souffraient de fièvre et d'infection virale. Elle protège, notamment, du virus commun de la grippe. La framboise stimule la digestion et a des propriétés sudorifiques et rafraîchissantes.

Mûres

La marmelade de mûres sauvages est excellente sur du pain et remplace avantageusement le beurre ou le fromage qui ont l'inconvénient d'être gras. Son pigment, qui contient de la vitamine PP, protège de la rupture des vaisseaux capillaires.

Les mûres sauvages ne font de mal à personne, même les malades peuvent en manger car elles sont faciles à digérer.

L'oranger et le citronnier sont appelés par sainte Hildegarde du mot allemand *Bontzider*. L'orange douce, de même que le citron, chasse la fièvre. De nos jours, nous savons que cette propriété du citron et de l'orange est due à sa teneur en vitamine C (acide ascorbique). La vitamine C participe à la biosynthèse de l'hormone sécrétée par les glandes surrénales, et agit donc comme remède contre le stress, les infections, les blessures, les brûlures, les refroidissements et les pertes de sang, de même que dans toute affection physique ou psychique. Il y a 800 ans, sainte Hildegarde écrivait à propos des propriétés antipyrétiques : « Manger le fruit du "bontzider" débarrasse l'homme de sa fièvre. »

Amandes douces

Les amandes douces doivent faire partie du régime alimentaire de malades souffrant d'affections nerveuses, pulmonaires et hépatiques, notamment dans la bouillie aux flocons d'épeautre du petit-déjeuner. Les amandes réduites en purée se diluent facilement dans l'eau et font un lait efficace pour combattre les infections des reins et de la vessie.

> Celui qui a le cerveau vide et le teint du visage terne, qui souffre d'un mal de tête, doit manger des amandes le plus souvent possible : elles remplissent le cerveau et donnent une bonne couleur à la peau. Également, l'homme malade des poumons, ou qui a un problème au foie, doit manger des amandes, crues ou bouillies. Elles redonnent des forces au foie, elles ne gênent en aucune façon mais, au contraire, renforcent l'organisme.

Laitue

Pas un repas de midi sans laitue ! La laitue favorise la digestion. Pour l'adapter à la cuisine de sainte Hildegarde, on la prépare avec des grains d'épeautre bien tendres. De cette façon, c'est un remède universel en cas de digestion difficile ou de constipation, et aussi de mauvaise irrigation du cerveau.

> La salade cultivée dans le potager, correspond au principe de la gelée (donc, très froid). Il faut la manger préparée, sinon son jus, qui n'est bon à rien, vide le cerveau et remplit l'intestin de matières qui le rendent malade. Si, donc, on veut manger de la laitue en salade, il faut l'assaisonner. Peu de temps avant de la servir, on la fait tremper brièvement dans le vinaigre, on ajoute de l'ail ou de l'aneth. Quand on mange la laitue préparée ainsi, elle renforce le cerveau et donne une bonne digestion.

Les produits de la mer et les aromates

Poissons

Sainte Hildegarde distingue entre deux sortes de poissons, l'une à chair excellente, et l'autre à chair médiocre :

> Les poissons qui vivent en pleine mer ou dans les rivières dont l'eau est pure, et où ils cherchent leur nourriture, trouvent d'excellentes plantes. Ils sont en très bonne santé, de sorte que l'homme, s'il pouvait accéder et puiser dans leurs vertus, serait débarrassé de toutes ses maladies. Manger ces poissons est, en tout cas, très sain.

La plupart de ces poissons sont des carnassiers : la perche, la merluche, le sébaste, le cabillaud, le brochet, le sandre, l'ombre de rivière, le gardon, l'agnathe et le hareng du printemps.

Les poissons que sainte Hildegarde recommande uniquement aux bien-portants sont les suivants : l'esturgeon, la truite de rivière, la carpe, le corégone et le saumon.

> Le saumon de mer a une chair plus saine que le saumon de rivière. Les bien-portants peuvent en manger, mais il fatigue les malades.

Herbes aromatiques et épices

Le professeur Hans Glatzel, médecin et chercheur, est convaincu que les herbes, les aromates et les épices sont tout aussi essentiels pour la santé de l'homme que les protéines, les lipides et les vitamines. En ce sens, il se réfère à sainte Hildegarde, qui écrit :

> Quand l'homme mange et boit les saveurs, les sucs subtils et les arômes des aliments se répandent dans son cerveau par l'intermédiaire d'un tractus, ce qui stimule la circulation du sang et régule la température… Mais le cœur, le foie et le poumon absorbent, eux aussi, ces saveurs, ces sucs subtils et ces arômes, de sorte qu'ils en sont nourris, un peu comme un vieux boyau desséché qui, placé dans de l'eau, se remplie de cette eau et retrouve la souplesse.

Les herbes, les aromates et les épices ne donnent pas seulement du goût aux aliments, mais aussi ils stimulent l'irrigation des vaisseaux sanguins, le métabolisme de base et la digestion. En outre, ils chassent les humeurs nocives, à condition toutefois qu'on les consomme avec mesure :

> Les différents aromates et épices, aussi nobles soient-ils, doivent être consommés avec mesure, sinon ils nuisent plutôt à l'homme. Pris sans retenue, ils dessèchent le sang et amaigrissent, parce qu'ils ne rencontrent pas les humeurs sur lesquelles exercer leur *viriditas*. Qui veut en manger le fera avec prudence et discernement, sur du pain ou dans du vin, ou incorporés à tout autre mets ; pris de cette manière-là, ils fluidifient les sucs des aliments et facilitent leur digestion. On ne les prendra à jeun que si l'on souffre d'une maladie qui l'exige.

Les aromates et les épices de sainte Hildegarde remplissent la cuisine d'un parfum de Mille et une Nuit. La plupart d'entre eux proviennent d'Orient où, autrefois, ils n'étaient pas seulement utilisés pour leur arôme, mais aussi comme médicaments. C'est d'ailleurs la raison pour laquelle de nombreuses épices ont fini par être incorporées aux mets dans nos pays. Les procédés chimiques actuels permettent d'isoler les différents composants des produits naturels, aussi l'efficacité des plantes aromatiques et des épices a pu être vérifiée et confirmée.

La diététique de sainte Hildegarde

Avec cette petite sélection d'aliments, nous sommes déjà en mesure d'établir une diététique digne de ce nom. Elle répond à tous points de vue aux exigences de la meilleure alimentation. On peut entreprendre une période de jeûne en suivant une diététique avec trois niveaux de difficultés.

Simple

Changer l'alimentation et se nourrir d'épeautre, de fruits et de légumes, de poisson et de viande une fois par semaine (de préférence de la volaille, ou de l'autruche pour varier).

Intermédiaire, moyennement strict

Pour tous les jours, la cuisine de sainte Hildegarde basée sur l'épeautre, les fruits et les légumes, mais un jour sur deux : jeûne au pain sec ! Les protéines et graisses animales sont absolument exclues. Par exemple, on prend le matin, une bouillie de flocons d'épeautre ou du pain d'épeautre. À midi, une salade verte avec des grains d'épeautre bien cuits, moelleux et tendres comme du beurre. Le soir, une soupe à base d'épeautre concassé, avec des légumes et du pain d'épeautre. On peut d'ailleurs prendre autant de pain que l'on veut pour se sentir rassasié. Mais il faut exclure les œufs, la charcuterie, les fromages et les laitages. Ce jeûne peut se poursuivre pendant trois à six mois sans problème.

Élevé, le régime le plus strict

Le jeûne selon sainte Hildegarde a pour base des soupes de semoule d'épeautre avec des légumes, infusions de fenouil, jus de pommes ou café d'épeautre.

Cette forme d'alimentation excluant totalement les protéines animales est donc un excellent moyen de prévenir les maladies de la peau et toutes les autres maladies de notre civilisation. D'un point de vue strictement nutritionnel, on a suffisamment de raisons de renoncer progressivement aux protéines animales et, même, aux protéines lactées :

a. une fois par jour ;
b. un jour par semaine ;
c. une semaine par mois ;
d. un mois par an.

La cuisine de sainte Hildegarde comporte de nombreuses recettes et permet largement de varier les menus ; elle a un très bon goût et ne pose aucune difficulté particulière au cuisinier. Son seul secret : la mise au centre de toutes les préparations de l'épeautre et de ses dérivés complétés avec des aliments sains et garants de la santé. Vous trouverez, ci-après, des menus pour une semaine de cure de régénération. Il s'agit d'un choix de repas que nous servions dans notre maison de cure, à Allensbach.

Suggestion de menus pour une semaine de reconstitution

Lundi

Midi : soupe de légumes, boulettes de semoule en sauce, avec thym des champs, haricots, panais, laitue, poire *Melba*.

Soir : salade « fenouil-orange-amande », pain d'épeautre avec pâte de châtaignes.

Mardi

Midi : potage de châtaignes, soufflé de légumes variés et en couleurs, salade verte, gelée de fruits rouges.

Soir : salade de pâtes et de légumes.

Mercredi

Midi : potage de carottes, purée de pois chiches gratinée, plateau de légumes variés, compote de cerises (bigarreaux).

Soir : biscottes et pomme en coulis au vin rouge.

Jeudi

Midi : soupe de betteraves, carottes et céleri en plat de légumes, salade verte, gâteau de châtaignes.

Soir : salade de pommes-fenouil, pain d'épeautre avec cake aux châtaignes.

Vendredi

Midi : soupe à l'épeautre concassé, filets de poissons, sauce au vin sur épinards en feuilles, salade verte, salade de fruits.

Soir : terrine de légumes, pain d'épeautre avec pain de châtaignes.

Samedi

Midi : soupe de potirons, beignets de semoule aux herbes cuits à la vapeur et sauce parfumée à la noix de muscade, salade verte, pommes au four saupoudrées de cannelle et d'amandes.

Soir : crêpes aux petits légumes, laitue.

Dimanche

Midi : bouillon clair avec julienne de légumes, cœurs de fenouil cuits à la vapeur avec carottes, graines d'épeautre, salade verte, compote de pommes.

Soir : potage, gratin de betteraves, gratin végétarien.

D'autres suggestions se trouvent à la fin des chapitres 7-12. Dans mon livre *Livre de Recettes de Sainte Hildegarde*, vous trouverez encore beaucoup d'autres idées, vous permettant d'adapter cette diététique aux saisons et à votre goût.

Guérir le corps et l'âme

L'immunologie neuropsychique

Une fois décelés les maux de l'âme, on peut alors entreprendre une thérapie globale. Il faut cependant souligner ici qu'aucun thérapeute pourrait vraiment guérir les maladies héréditaires. Il faut l'admettre. Toutefois, le fait même de prendre en compte l'être humain dans sa totalité ouvre la porte à une possibilité de guérison, sur le plan divino-cosmique et le plan psycho-physique ; alors qu'un système médical qui n'envisage le patient que dans sa seule réalité physique est un gaspillage de temps, d'argent et de matière grise, et passe à côté des vraies réalités.

C'est exactement ce que dit la relation suivante qui met en évidence la relation difficile entre la maladie, le corps et l'âme. Le patient a été soigné dans une clinique spécialisée dans les maladies du système digestif et des troubles du métabolisme.

« Dès l'âge de 9 ans, j'ai eu de crampes faciales. À 14 ans, j'ai fait mon premier séjour à l'hôpital suite à des coliques alarmantes (peut-être dues à une entérite en phase terminale). À 18 ans, j'ai subi un traitement de désensibilisation à la poussière domestique et aux acariens. À 21 ans, deuxième séjour à l'hôpital, d'épouvantables coliques s'étant déclenchées (selles visqueuses et sanguinolentes). Les médecins diagnostiquent la maladie de Crohn et me soumettent à un traitement aux sulfamides et à la cortisone, provoquant des vomissements répétés, perturbant gravement la flore intestinale et entraînant la prolifération de levures pathogènes. La muqueuse de mon intestin était devenue la proie du Candida albicans. Je risquais donc un empoisonnement du sang, avec le danger de septicémie.

La nystatine qui devait soigner cette mycose intestinale ayant aggravé l'état de mon foie, j'ai dû reprendre de la cortisone, qui a amélioré mon foie, mais a déclenché aussi une très forte poussée d'acné. J'avais alors 23 ans. À ma sortie d'hôpital, rien n'était vraiment réglé. L'ordonnance qu'on m'avait donnée prévoyait un traitement long, consistant en trois médicaments lourds, une série des examens périodiques. »

Jusqu'ici rien ne lui avait été dit sur l'alimentation ou sur les causes psychiques de sa maladie. Quatre ans plus tard, ce malade écrit :

« À 27 ans, j'ai pris conscience que les affections de l'intestin et de la vésicule biliaire dont je souffrais depuis mon enfance n'étaient que des symptômes. La cause profonde de mon mal n'avait pas été prise en compte. Les vrais problèmes avaient été laissés de côté, littéralement étouffés par les manifestations extérieures, ce qui était contraire à toute démarche scientifique. »

Aucun traitement efficace ne pouvait être trouvé sans la compréhension des problèmes psychiques de ce jeune homme et de son hérédité. Il fallait connaître son passé. La suite nous éclaire :

« Mon intestin malade venait d'une faiblesse cardiaque héritée de ma mère (mon grand-père maternel et son frère sont morts tous les deux d'un infarctus du myocarde). Quant à ma faiblesse nerveuse, elle venait de mon père... Mon esprit inquiet et triste, cette dépression latente, je les tenais également de ma mère. J'ai fini par reconnaître en moi les caractéristiques du sentiment de culpabilité : je ne me sentais pas le droit d'exister. De mon père, je tenais, néanmoins une certaine force de caractère, mais comme la réalité me faisait peur, cette force parvenait difficilement à s'exprimer, ce qui avait le don de provoquer en moi des colères.»

Comme sainte Hildegarde l'explique, ces accès de colère, qui ont fini par entraîner une crise existentielle, m'ont aussi évité de sombrer dans une dépression profonde. Ils se répercutaient sur les sécrétions biliaires, d'où mes sautes d'humeur et mes accès de tristesse.

Voici comment le jeune homme décrit sa guérison:

«Je devais prendre conscience de l'interaction existant entre les différents organes malades: cerveau, cœur, vésicule biliaire et intestins. À la Maison de Cure de sainte Hildegarde, j'ai subi un traitement global: mon cœur a été soigné avec du galanga et un élixir de persil; mon système neurovégétatif (foie et vésicule biliaire) avec des frictions du plexus solaire au baume de sapin; et mes nerfs avec un potage et une tisane spécialement conçus à cet effet. Mes problèmes gastro-intestinaux et ma faiblesse cardiaque ont également été pris en considération, d'où une réelle guérison de ma maladie de Crohn.»

À ce traitement, il faudrait ajouter un antidépresseur proposé par sainte Hildegarde. Il s'agit pour elle d'un remède universel qui a des effets multiples: le vin mouillé qui rend la gaîté du cœur, accompagné de graines de psyllium qui désengorgent les voies biliaires. Toutes ces mesures thérapeutiques ont finalement remis en forme ce patient désespéré.

On ne dira jamais assez combien il est important de prendre en compte les causes psychiques qui sont à l'origine des maladies gastro-intestinales. Ce patient a décidé, un jour, de prendre du recul par rapport à sa maladie et à ses blessures profondes. Il a coupé le cordon qui le reliait aux problèmes de son enfance. Il a très bien compris que sa maladie chronique ne pouvait être guérie que s'il se posait la question des répercussions de ses sentiments négatifs sur son organisme:

la peur et la tristesse sur son cœur et son intestin, la colère et l'impatience sur son système nerveux et sa vésicule biliaire.

Bien entendu, lorsqu'une maladie quelle qu'elle soit atteint sa phase aiguë, il faut soigner sans attendre le ou les organes touchés. Ce jeune homme décrit ainsi l'action conjointe de l'âme et de l'esprit dans le processus de sa guérison :

« Dans ma petite enfance, mes peurs ont entraîné des crampes faciales. Plus tard, au moment de la puberté, des sentiments de culpabilité ont provoqué des crampes intestinales, et la tristesse venant du dysfonctionnement de ma vésicule biliaire m'a déclenché des crispations dans le plexus solaire. J'ai pris conscience également que, dans cette région de mon corps existaient de puissantes forces de guérison, capables d'éradiquer mes problèmes. L'amour a guéri mes vieilles peurs : le sentiment d'être enfant de Dieu, d'avoir été voulu et accepté par Lui, d'être aimé de Lui, le sentiment de Sa présence au plus intime de mon être. La force curative de la foi et de l'espoir, qui vous fait comprendre que toute chose est pourvue d'un sens profond, et qui se cache derrière la maladie, m'a beaucoup aidé à vaincre mes sentiments de culpabilité, la tristesse, la colère et les peurs. Mes crampes ont donc fini par disparaître, de même que l'infection dans mon intestin. »

Les forces spirituelles qu'il a découvertes en lui ont été le meilleur remède contre sa rigidité mentale, le durcissement de son cœur et son sentiment de culpabilité. Ses prières et sa confiance en Dieu, le pardon accordé à son père et sa mère, sa disposition à les bénir, tout cela a fortement contribué à l'efficacité des remèdes hildegardiens. Sans cette prise de conscience, les antispasmodiques comme le fenouil ou le galanga, l'élixir à l'absinthe et l'élixir de lentilles d'eau, la chaleur et le repos, le sommeil et l'exercice physique, les douches chaudes, la musique apaisante, ainsi que les remèdes de purification comme la saignée, la tisane de sauge et de souci, rien de tout cela n'aurait été aussi efficace.

À partir de là, notre patient a pris conscience pour la première fois qu'il pouvait contribuer de façon significative à l'harmonie du monde, qu'il avait son rôle à jouer dans la grandiose symphonie de la création ; il fallait pour cela qu'il se plie aux rythmes naturels de la vie et se réconcilie avec la création tout entière : les hommes et les bêtes, l'air, l'eau et la terre, les arbres, les paysages, les montagnes, les lacs et les rivières.

Nous avons cité entièrement ce cas de guérison, parce qu'il est extrêmement révélateur de l'interaction qui existe entre le corps, l'âme et l'esprit humains, le cosmos et le Créateur, mais aussi parce qu'il illustre ce que la science actuelle nomme « immunologie neuro-psychique » et ses répercussions sur la santé.

Cette science part du principe que les sensations et les pensées sont transmises au système immunitaire (les défenses de l'organisme) par intermédiaire du système nerveux central. Le système immunitaire, qui comporte des millions de cellules de défense, a son siège dans la moelle épinière, l'hypothalamus, le thymus, la rate, les vaisseaux et ganglions lymphatiques. Il est comme une sorte de filet à l'intérieur du corps, qui recouvre jusqu'à 80 % de la paroi de l'intestin grêle, grâce aux follicules lymphoïdes (plaques de Peyer).

Ces organes lymphatiques, où sont produites et où se spécialisent les cellules responsables de l'immunité, sont constitués de fibres nerveuses sécrétant des hormones dont les signaux déclenchent le processus immunitaire et, si nécessaire, l'intensifient. En cas de blessure, les fibres nerveuses, de très haute sensibilité, transmettent des messages au cerveau pour atténuer la douleur. L'hypothalamus sécrète aussitôt des endorphines et des opiacés. La science a identifié une vingtaine d'interleukines (substances de médiation dans la réponse immunitaire) qui sont ainsi envoyées dans le corps, via le thymus et la rate.

Le corps humain possède un centre de commandement immunitaire, ainsi que d'une « armée » hautement spécialisée, prête à intervenir à tout moment, de jour comme de nuit, pour nous conserver en bonne santé et anéantir les agresseurs éventuels. Quand des bactéries, des virus, des champignons microscopiques ou des polluants extérieurs cherchent à s'introduire dans notre organisme, par la peau ou le sang, les interleukines transmettent un message d'alerte aux cellules du tissu lymphatique ce qui entraîne l'intervention des lymphocytes B et T, dont la fonction est précisément de tuer l'ennemi. Les lymphocytes se rendent aussitôt à l'endroit du corps où leur intervention est nécessaire, et s'y multiplient. Une fois le danger écarté, l'armée se retire.

Le système immunitaire enregistre les caractéristiques de l'ennemi et mémorise celles-ci pendant plus de vingt ans grâce aux anticorps produits à cet effet. Les anticorps se forment notamment lors de maladies ou de vaccinations. Il s'agit de protéines hautement spécialisées, des immunoglobulines. Chaque variété est parfaitement adaptée à l'ennemi qu'elle doit combattre – comme la bonne clef est adaptée à la bonne serrure. Ainsi, il existe des immunoglobulines du type A, E, M, D. Chaque anticorps se combine à un antigène. C'est ce qu'on appelle la réaction immunitaire, qui conduit à un complexe immunologique. C'est la méthode habituelle de neutralisation des ennemis physiologiques. Le système de défense humorale dispose de postes de garde relayés dans l'intestin par les lymphocytes M, qui savent différencier les substances propres à l'organisme et les aliments nuisibles. Les substances répertoriées comme ennemies, c'est-à-dire les « faux ennemis », sont appelées « allergènes ». Dès qu'un ennemi cherche à pénétrer dans l'organisme par la peau, les immunoglobulines (dans le cas présent, il s'agit surtout de l'immunoglobuline E) sonnent l'alarme ; des poisons et substances de vasodilatation des capillaires sont alors envoyés vers la peau pour le neutraliser. À ce moment-là entre en action l'histamine, une amine présente dans tous les tissus.

Le système immunitaire dispose donc d'une défense cellulaire puissante, dont les fleurons sont les lymphocytes T et B –

c'est-à-dire une variété de leucocytes formée dans le thymus et une autre dans le tractus gastro-intestinal. Les lymphocytes T sécrètent des cellules tueuses, dont le rôle est de supprimer l'ennemi, des cellules d'aide qui stimulent la formation d'anticorps, et encore des cellules de suppression contrôlant tout le système de production cellulaire – par exemple, les cellules dotées de mémoire qui sachant reconnaître les ennemis déjà rencontrés lors de précédentes attaques, de sorte que leur intervention sera chaque fois plus efficace. Les lymphocytes B peuvent, eux aussi, sécréter des cellules à mémoire, ou bien des cellules dans le plasma dont le rôle consiste à mettre en action la défense humorale, la réponse qui convient, par l'intermédiaire des immunoglobulines.

Les défenses immunitaires étant tributaires à 80 % de l'intestin, il va de soi que l'état de la flore intestinale et le régime alimentaire jouent un rôle capital dans le maintien de la santé.

Paracelse l'avait déjà remarqué quand il élaborait sa thèse : « La mort nous guette dans l'intestin. » Lorsque l'équilibre et l'harmonie entre le psychisme, le système immunitaire et la flore intestinale se rompent, cette rupture a pour conséquence des troubles physiologiques plus ou moins graves. Les désordres affectant l'âme touchent l'intestin. Sainte Hildegarde décrit trente-cinq vices, qui sont aussi des facteurs de risque pouvant affecter le système gastro-intestinal. Ainsi l'irritation, la colère, l'exaspération et la frustration finissent par provoquer l'inflammation de l'estomac, qui « rongera » et détruira l'équilibre naturel de la flore intestinale. Hildegarde voit aussi dans l'homme la présence de trente-cinq paires d'opposés : patience et colère, amour et jalousie, joie et tristesse, force et faiblesse, etc.

Or, nous avons tous la fâcheuse tendance à nous focaliser sur l'un ou l'autre de ces pôles. Par exemple, la colère : elle nous tient tant et si bien qu'elle finit par s'attaquer à la paroi stomacale sous forme d'irritation ou d'inflammation de la muqueuse. Elle peut nous ronger jusqu'à provoquer une mycose. Il faut cependant se rappeler que, derrière la colère, il y a une force curative qui se nomme patience. L'énergie de la colère peut donc se transformer en une force curative, qui nous permet ensuite de prendre du recul par rapport à nos blessures, de lâcher prise et, finalement, de retrouver la santé. Selon sainte Hildegarde, il faut décrypter les messages de l'organisme et prendre conscience des causes qui sont à l'origine de la maladie. Dans sa psychothérapie visionnaire, et à travers des images extrêmement percutantes, elle décrit les conséquences des « vices » sur l'organisme.

- **La dureté de cœur déclenche des ulcères à l'estomac et à l'intestin :** J'apercevais une fontaine sans eau, très profonde. Elle contenait de la poix en ébullition, et présentait de larges fissures emplies de fumée brûlante et de vermisseaux étincelants.

- **L'accès de colère ou de rage et l'agressivité provoquent des inflammations, des infections et des mycoses dans l'estomac et l'intestin :** J'apercevais un lac noir, très large, avec des excréments changés en boue et, dans ce cloaque, des vers grouillants dont l'extrémité fouissait la boue putride.

- **L'oubli de Dieu entraîne des hémorroïdes, accompagnées de saignements :** J'apercevais un feu puissant, contenant du plomb en fusion et des vapeurs de soufre où grouillaient d'innombrables vers.

- **Le malheur entraîne des dépressions dont l'origine est dans l'intestin :** J'apercevais un fossé large et profond, dans lequel brûlait du soufre et, dans ce soufre, grouillaient d'innombrables vers.

- **La jalousie provoque des flatulences, de très fortes diarrhées, des colites, la maladie de Crohn :** J'apercevais un fossé très long et si profond qu'on n'en voyait pas le fond. Des flammes puissantes dégageaient une sorte de puanteur.

- **La tristesse engendre la dépression, la constipation :** J'apercevais une région désertique, sans eau, où grouillaient des vers entourés de ténèbres.

Ce n'est pas en refoulant ces états d'âme pathogènes que l'on guérira les maladies chroniques, car celles-ci ressurgiront tôt ou tard, la plupart du temps sous une forme encore plus grave. Pour pouvoir guérir son âme, son esprit et son corps, il faut prendre conscience des causes psychiques responsables des maladies, puis, pour s'en libérer, avoir la force nécessaire pour prendre du recul et lâcher prise.

Quand la flore intestinale dérape

Les maladies du système immunitaire

Les levures et les moisissures sécrètent des enzymes (protéinase, lécithinase) qui rendent poreuse la paroi intestinale ; elles déversent quantité d'allergènes dans le sang et dans la lymphe, provoquant l'engorgement du système immunitaire et déclenchant des réactions allergiques, dites d'auto-agression ou auto-immunes. Mais une paroi intestinale abîmée laisse également passer nombre de débris alimentaires (allergènes) dans le sang, ce qui provoque d'autres allergies alimentaires. Parmi les maladies d'origine allergique, on peut citer :

- la névrodermite, le rhume des foins ;
- l'asthme ;
- les allergies alimentaires ;
- la faiblesse immunitaire.

Les champignons microscopiques produisent également des substances toxiques (mycotoxines), des cellules oncogènes affaiblissant le système immunitaire, qui peuvent même bloquer la formation de substances de défense. Dans cette catégorie de maladies, on peut ranger :

- le cancer ;
- la sclérose en plaques ;
- le Sida.

Les maladies du foie, de la vésicule biliaire et de la rate

Les mycotoxines font proliférer encore d'autres agents de putréfaction, répandant leurs propres toxines dans le sang et dans la lymphe. Les personnes qui mangent beaucoup de viande et des produits dérivés d'origine animale développent un certain nombre d'agents de putréfaction : ammoniaque, eau sulfurée, phénol, indole, crésol... Toutes ces substances empoisonnent le foie et peuvent entraîner :

- l'inflammation du foie ;
- une cirrhose ;
- l'inflammation de la rate...
- ... et de la vésicule biliaire.

Les champignons microscopiques produisent des fermentations alcooliques qui attaquent le foie, de sorte que les hépatocytes s'altèrent, même si la personne ne boit jamais une goutte d'alcool.

Les origines des mycoses

Les infections de l'intestin sont responsables de nombreuses maladies chroniques, en particulier de type inflammatoire :

- Maladies gastro-intestinales :
  - gastrite ;
  - syndrome de Roemheld ;
  - diarrhée ou constipation chronique ;
  - maladie de Crohn ;
  - colite ulcéreuse.

- Inflammation chronique des muqueuses de la bouche, du nez, du pharynx et des voies respiratoires :
  - sinusite ;
  - amygdalite ;
  - otite ;
  - bronchite ;
  - muguet buccal.

- Infection chronique :
  - des voies urinaires ou du vagin ;
  - prostatite.

- Maladies de la peau :
  - névrodermite ;
  - eczéma ;
  - acné ;
  - furonculose.

Les causes des maladies de la peau doivent être recherchées dans l'intestin et être soignées en même temps que lui. Ingrid Menzel, médecin au CHU de Francfort, a très souvent dépisté également une infection de l'intestin chez les sujets atteints de névrodermite, psoriasis, acné, furonculose et dermite du fessier. Les substances toxiques (mycotoxines) sécrétées par les champignons microscopiques en sont responsables. D'ailleurs, une analyse des matières fécales indiquait, dans la plupart des cas, l'existence de ces champignons dans l'intestin. Une analyse du sang indiquait la présence des anticorps typiques des champignons de levure (candida).

Lorsqu'on est en bonne santé, les levures pathogènes n'ont aucune chance de proliférer. Une mycose est toujours le signe d'une flore intestinale perturbée et d'une déficience immunitaire. La consommation immodérée de médicaments chimiques, l'hormonothérapie, par exemple déclenche souvent des mycoses graves. Les spécialistes estiment qu'environ 75 % des gens sont atteints de mycoses.

Les produits et les médicaments qui endommagent la flore intestinale ou affaiblissent les défenses immunitaires sont :

- les antibiotiques, les antimycosiques ;
- la cortisone ;
- la chimiothérapie ;
- la pilule contraceptive ;
- des agents de conservation, comme l'acide acétylsalicyque, l'acide hexadiène ;
- le mercure des amalgames dentaires ;
- le palladium, utilisé dans les prothèses dentaires en or.

Il y a plus de 800 ans que sainte Hildegarde décrivait déjà les causes et les conséquences des mycoses intestinales liées à une mauvaise alimentation :

> Quand, parfois, l'homme abuse des aliments crus, mal cuits ou à moitié cuits, en particulier s'ils sont particulièrement gras et lourds, ou bien sans force et secs, le cœur, le foie et le poumon et les autres organes de conservation de la chaleur du corps, n'apportent alors

> plus à l'estomac la quantité et la qualité de chaleur nécessaire. C'est pourquoi, en arrivant dans l'estomac, ces aliments coagulent, durcissent et moisissent et l'estomac devient verdâtre, ou d'un bleu-vert, ou couleur de plomb ; ou bien il se remplit de glaires, si bien que les humeurs viciées envoient partout dans le corps des gaz nocifs provenant de l'intestin, qui sentent très mauvais, aussi mauvais qu'un tas de fumier.

Les adeptes d'une alimentation à base de crudités paraissent ignorer les vertus de la cuisson. C'est, en effet, la cuisson qui rend les aliments digestes et permet de mieux assimiler leurs nutriments.

Sainte Hildegarde explique, que les substances toxiques contenues dans les aliments crus peuvent être détruites par le vinaigre de vin, le sel, l'ail et l'aneth, c'est-à-dire grâce à la marinade de notre chère vinaigrette. Selon sainte Hildegarde, les aliments totalement sains, que l'on peut manger aussi bien crus que cuits, sont rares. Parmi eux, elle cite la châtaigne, le fenouil et le coing. Tous les autres aliments renferment des toxines, des substances antinutritives ou des fibres grossières, extrêmement nuisibles pour l'intestinal.

Une alimentation basée uniquement sur des produits crus est catastrophique pour la digestion ; elle entraîne la formation de substances putrides, car l'estomac humain, à l'inverse de celui des vaches, ne contient pas d'enzymes pouvant assurer la division de la cellulose. Les aliments crus, pourtant si riches en vitamines et en substances minérales, ne sont, en fait, pas dégradables, si bien qu'arrivés dans le gros intestin, ils sont aussitôt assaillis par des bactéries, d'où une réaction en chaîne : putréfaction, prolifération de gaz (que sainte Hildegarde le compare à un tas de fumier), production d'ammoniaque et d'hydrogène sulfuré, c'est-à-dire de substances toxiques pour le foie, entravant forcément son bon fonctionnement. Les agents de putréfaction détruisent la flore intestinale, et les champignons microscopiques se mettent à proliférer. Aussi, sainte Hildegarde insiste-t-elle sur la nécessité de cuire les aliments dans l'eau, à l'étuvée ou au four, afin que le développement et la préservation d'une flore intestinale saine soient assurés.

L'épeautre est le meilleur aliment pour un milieu intestinal sain

De toutes les céréales, c'est l'épeautre qui contient le moins de substances inutiles, et celles qu'il contient sont bien supportées par l'organisme, car facilement dégradables. Sainte Hildegarde écrit : « L'épeautre est la plus douce de toutes les céréales », c'est-à-dire celle qui entraîne le moins de flatulences et de gaz intestinaux. Tout au contraire, les grains d'épeautre éclatés sous l'effet de la cuisson sont dégradés par la flore intestinale et recomposés en acides acétiques, propionique et butyrique, propices à un milieu intestinal sain, car peu acide ; et également à la formation de bactéries lactiques dans l'intestin grêle.

Les levures et les moisissures se développent, elles, dans un milieu basique. En un milieu légèrement acide, elles se détachent de la paroi intestinale et sont évacuées avec les selles. Une alimentation à base d'épeautre est, par conséquent, la meilleure protection qui soit contre la prolifération des levures et la meilleure nourriture pour les bactéries lactiques.

La flore microbienne et les défenses immunitaires

Une flore intestinale saine est décisive pour l'immunité, puisque le système immunitaire associé à la digestion a son siège dans la deuxième section de l'intestin grêle. C'est pour cette raison qu'on l'appelle justement « l'organe de l'immunité », c'est-à-dire la partie du système immunitaire où se forment les différentes catégories de cellules de défense (de reconnaissance, tueuses, gloutonnes, d'aide) capables d'éliminer les substances pathogènes, dont les cellules cancéreuses. Une flore intestinale saine exerce donc une influence positive sur l'ensemble du système immunitaire. Les deux sont intimement liés. Ainsi, les animaux élevés en milieu stérile, ou encore les astronautes dans leur capsule, ont dans le sang une défense immunitaire moindre, face aux bactéries (système d'autodéfense affaibli).

Dans un milieu naturel, dans un intestin sain, les bactéries protègent l'organisme contre les attaques virales, car elles stimulent la production de cellules de défense. En conséquence, elles sont primordiales pour l'immunité de nos quatre zones de défense :

Première zone de défense :

La flore intestinale naturelle tapissant les muqueuses (peau, bouche, nez, pharynx, gros intestin, intestin grêle, vagin).

Deuxième zone de défense :

Muqueuses (peau, mucosités, membranes de la bouche, du nez, du pharynx, conjonctive, tractus respiratoire et système uro-génital).

Troisième zone de défense :

Centrale lymphatique (vaisseaux lymphatiques, foie, rate et moelle osseuse).

Quatrième zone de défense :

Système de défense **cellulaire et humoral**.

Plan d'assainissement de l'intestin

Le plan d'assainissement de l'intestin, tel que sainte Hildegarde l'a préconisé, poursuit aujourd'hui plusieurs objectifs : pallier les effets de l'augmentation sans cesse croissante des polluants extérieurs, diagnostiquer les maladies latentes (mesures préventives), et neutraliser les maladies chroniques de civilisation (actions curatives). Les moyens mis en œuvre sont donc le diagnostic basé sur une vision globale de l'être humain, l'assainissement de l'intestin lui-même, l'adoption d'une alimentation saine et, également, d'un mode de vie sain.

L'intestin peut avoir une surface d'environ 300 mètres carrés et atteindre une longueur de 8 mètres. Il est à la fois l'organe majeur du corps humain et la cible de toutes les réactions psychiques. L'intestin, comme la peau, a un rôle protecteur : il est censé empêcher la prolifération des germes pathogènes, grâce au maintien d'une flore saine et à un bon fonctionnement de son propre système immunitaire. Les troubles intestinaux sont très fréquents de nos jours, ce qui révèle le caractère mortifère de la société dans laquelle nous vivons ; ils sont provoqués soit par une immunité en quelque sorte excédentaire, autodestructive, soit par une déficience immunitaire, aux conséquences également catastrophiques.

Dans le premier cas de défenses excédentaires, le système immunitaire réagit par l'auto-agression, ce qui nuit à la peau, aux muqueuses, aux cartilages et aux articulations, et peut entraîner toutes sortes d'allergies :

- névrodermite ;
- rhume des foins ;
- asthme ;
- rhumatismes, polyarthrite ;
- sclérose en plaques.

Quant à la déficience immunitaire, que sainte Hildegarde a définie sous le terme de « précancérose » (Vicht), elle entraîne la fatigue et l'affaiblissement chronique des infections virales, dont le cancer et le Sida, et d'autres sortes d'infections graves non encore identifiées, susceptibles de se déclarer dans l'avenir.

Il existe encore d'autres maladies tenaces qui ne peuvent guérir qu'après un assainissement de l'intestin :

- la constipation ;

- les ulcères de l'estomac et de l'intestin ;
- les affections cutanées (psoriasis, ulcères variqueux des jambes, acné) ;
- la dépression.

L'assainissement de l'intestin

L'assainissement de l'intestin comprend plusieurs étapes :

1. Analyse de la flore intestinale du gros intestin et de l'intestin grêle afin d'identifier les agents pathogènes : levures (candidas) moisissures (aspergillus).
2. Assainissement proprement dit par une cure d'électuaire de poires, de miel et de fenouil des Alpes, et rétablissement d'une flore intestinale saine.
3. Adoption d'un mode de vie conforme aux six règles d'or définies par sainte Hildegarde. Un mode de vie sain est un facteur essentiel, indispensable pour la santé de l'âme et du corps. Il ne peut y avoir de guérison durable que si l'on ne change pas son mode de vie.

Au régime alimentaire à base d'épeautre tel que défini au chapitre précédent, il faut ajouter une cure d'électuaire de poires au miel et au fenouil des Alpes. À ce sujet, sainte Hildegarde écrit :

> L'électuaire de poires, au miel et au fenouil des Alpes, est plus précieux que l'or.

Ce fenouil des Alpes (*meum athmamanticum*), ou racine du fenouil commun, est essentiellement utilisé pour la distillation d'une eau de vie de fenouil, comparable à la gentiane, telle qu'on la fait dans la forêt de Bavière, dans les monts Métallifères, ou dans l'Allgäu. La médecine populaire utilise le fenouil des Alpes pour ses vertus aromatiques et toniques, comme remède contre le catarrhe, les douleurs de la vessie et la faiblesse cardiaque, mais aussi comme boisson apéritive et digestive. Le fenouil des Alpes est, en fait, le principal ingrédient de la liqueur digestive la plus vendue en Allemagne.

Sainte Hildegarde dit du fenouil des Alpes :

> Le fenouil des Alpes est chaud et d'une viridité sèche. Un homme ayant une très forte fièvre (scarlatine, rougeole, rubéole, tuberculose, dysenterie, fièvre typhoïde) doit faire sécher et broyer du fenouil des Alpes : il mangera un peu de cette poudre saupoudrée sur du pain, à jeun et après les repas, et il ira mieux. Celui qui est atteint d'un accès de goutte, qu'il mange souvent de cette poudre (1 à 3 pincées 3 fois par jour), et la goutte disparaîtra. Celui qui a la jaunisse prendra une racine encore fraîche, il la coupera en dés et la placera dans du vinaigre : avec ce vinaigre, il assaisonnera du potage (à la semoule d'épeautre), qu'il mangera souvent (1 à 3 fois par jour), et il guérira.

Mélangé avec des poires et du miel, le fenouil des Alpes a des applications encore plus variées que la cure d'or préconisée par sainte Hildegarde, laquelle a pourtant fait ses preuves !

Poire au miel de fenouil des Alpes

> C'est la compote la plus digeste, plus précieuse que l'or le plus pur ; elle chasse la migraine et réduit l'humidité que laissent les poires crues dans la poitrine. Elle chasse les mauvais sucs et le nettoie l'organisme aussi bien que l'on nettoie une casserole de ses dépôts et de ses moisissures.

Cette allusion d'Hildegarde au nettoyage de la moisissure m'a donné l'idée de m'intéresser sérieusement au nettoyage en profondeur des intestins, après une infection par des champignons de levure. Ensemble, avec le docteur Pohl de l'Institut Analytique pour la Microbiologie et la Biochimie à Bad Saarow, nous avons développé une cure dont l'objectif est de nettoyer les intestins et de rendre la flore intestinale naturelle. Cette cure s'est avérée très efficace dans la pratique.

Recette :

100 g	Mélange de poudre de miel au fenouil des Alpes composé de :
35 g	de racine de fenouil des Alpes (*radix mei*)
28 g	de racine de galanga (*rhiz. galangue*)
22 g	de racine de réglisse, (*raix liquiritiae*)
15 g	de sarriette (*herba satureja*)
2 kg	de poires (8 pièces) cuites avec la peau mais débarrassées du cœur (jeter l'eau de la cuisson)
8	cuillères à soupe de miel (écumé)

Écraser les poires, mélanger l'ensemble pour obtenir une compote lisse et amener à ébullition ; mettre en pots et conserver au frais.

On peut prendre cette préparation en confiture et en tartiner son pain, ou en supplément tout seul, et ce pendant quatre semaines. Il faut en prendre tous les jours, selon l'âge et le poids de la personne :

1) le matin : une pointe de couteau à une cuillère à café avant le petit-déjeuner ;

2) à midi : deux pointes de couteau à deux cuillères à café après le repas de midi ;

3) le soir : trois pointes de couteau à trois cuillères à café avant d'aller au lit.

Cette cure peut être complétée par un médicament du laboratoire Jura nommé Acidophilus.

M'appuyant sur les observations et les résultats portant sur des centaines de patients soignés avec l'électuaire de poires, fenouil et miel, je peux affirmer que les maladies chroniques ne guérissent que si l'on en soigne les causes – ici, l'intestin. Grâce à la thérapie globale de sainte Hildegarde, nous avons réussi à neutraliser des maladies d'auto-agression, comme le rhume des foins, l'asthme, la névrodermite, le psoriasis, les rhumatismes et, surtout la polyarthrite. Les patients ont d'ailleurs pu abandonner les médicaments chimiques qui leur avaient été recommandés jusque-là. À vrai dire, les remèdes chimiques sont fréquemment à l'origine d'un système immunitaire perturbé. En revanche, les guérisons d'allergies, surtout d'origine alimentaire, sont particulièrement frappantes, et notamment la maladie cœliaque/sprue, allergie au gluten de froment. Toutes nos guérisons sont redevables à la diététique, à base d'épeautre, de fruits et de légumes, recommandée par Hildegarde, dont nous avons scrupuleusement respecté les principes. Ce n'est qu'une fois la « paix » revenue dans l'intestin, après qu'il ait été assaini, que les symptômes, ô combien gênants, disparaissent à leur tour : démangeaisons, inflammations, éternuements, yeux larmoyants, nez qui coule, essoufflement, diarrhées, douleurs gastriques et vomissements.

Pour retrouver des défenses immunitaires saines, il faut d'abord assainir l'intestin, notamment par un régime alimentaire à base d'épeautre, de fruits et de légumes, et renoncer à la cigarette, à l'alcool et aux divers poisons environnementaux qui nuisent tous aux défenses de l'organisme.

Éveiller les forces curatives de l'organisme

La saignée « hildegardienne »

La saignée améliore l'irrigation sanguine

Un commissaire de police de 72 ans, dont les coronaires étaient bouchées à 90 %, risquait l'embolie. Il fallait donc trouver un remède de toute urgence, car il y allait de sa survie immédiate. Les médecins se prononcent donc pour un quintuple pontage. Le patient avait mal dans la région du cœur, ayant des crises d'angine de poitrine et des vertiges. Son taux de cholestérol était monté à 380 mg par 100 ml. Il prenait quantité de médicaments chimiques, qui affaiblissaient encore davantage son cœur (avec le risque de crise cardiaque ou d'attaque d'apoplexie) et dont les effets secondaires étaient extrêmement désagréables : troubles du rythme cardiaque, maux de tête permanents, fatigue.

Cet homme est venu nous voir. Nous lui avons immédiatement fait une saignée, et son taux de cholestérol est descendu de 290 à 227 mg par 100 ml. Le fait d'avoir pris 200 ml de sang a également abaissé le taux d'albumine, de sorte que le sang est redevenu plus fluide. Après quelques jours seulement de traitement, les maux de tête, vertiges et fatigue avaient disparu, et dans l'ensemble, il se sentait mieux. Par ailleurs, nous l'avons soumis à un régime alimentaire à base d'épeautre, de fruits et de légumes, sans aucun apport d'albumine d'origine animale. Les douleurs dues à l'angine de poitrine ont fini par disparaître également, et son médecin traitant lui a annoncé que tout pontage était devenu inutile. Enfin, il a pu arrêter de prendre les médicaments chimiques. Grâce à une thérapie alternative à base de fenouil et de galanga, il a connu jusqu'à aujourd'hui, sept ans de répit. Si l'on compare le coût de notre thérapie naturelle à celui des pontages : 65 000 euros, sans compter le coût des médicaments chimiques, on peut mesurer l'importance des économies réalisées.

La saignée fait baisser la tension artérielle et régule le métabolisme de base

Quatre hypotenseurs, dont un diurétique, ne parvenaient pas à faire baisser l'hypertension artérielle d'une infirmière de 80 ans, qui restait à 300/150. Elle supportait en plus leurs effets secondaires : crampes aux mollets, vertiges, troubles de la vue, douleurs articulaires, taux de cholestérol à 344 mg par 100 ml. Ses urines présentaient aussi un taux élevé de glucose, contre lequel un médecin lui avait prescrit un cinquième médicament.

La cure de jeûne et de régénération hildegardienne a sensiblement amélioré son état. Sa tension est descendue à 220/90 puis à 180/80, après un massage des reins. Elle a pu cesser de prendre les comprimés antidiabétiques. Mais c'est finalement la saignée qui a amené une amélioration en régulant complètement sa tension artérielle : 140/80, et en faisant chuter son taux de cholestérol à 297 mg par 100 ml. Quant au taux de glycémie, redevenu normal, il est resté tel quel. La patiente a pu arrêter les médicaments chimiques.

La saignée fait disparaître les vertiges de Menier

Depuis plusieurs années, une patiente de 54 ans vivait dans un état permanent de stress et souffrait de vertiges, de défaillances cardiaques, de maux de tête, d'un taux excessif de cholestérol et de lipides dans le sang. La saignée que nous avons pratiquée a aussitôt fait baisser sa tension artérielle à 190/110 puis, quelques minutes après à 130/80. Elle était donc revenue normale au bout d'une demi-heure, son taux de cholestérol est descendu de 298 à 222 mg par 100 ml et son taux de triglycérides de 461 à 221 mg par 100 ml. Les maux de tête et les vertiges ont disparu d'un seul coup et ne sont jamais revenus.

La saignée désintoxique l'organisme et élimine les douleurs chroniques

Un technicien de 60 ans, qui avait dû prendre une retraite anticipée, souffrait depuis sept ans de violents maux de tête, de polyarthrite (doigt, mains, genoux et articulations tibio-tarsiennes). Toutes ces douleurs l'empêchaient de dormir et l'épuisaient. En outre, il avait des accès de fièvre (d'origine virale) et des suées nocturnes.

Ce patient prenait un antalgique particulier toutes les deux heures, deux autres deux fois par jour, ainsi qu'un médicament pour abaisser son taux de cholestérol, bien entendu, tous ces remèdes avaient des effets secondaires: maux de tête, vertiges, crampes, pertes d'équilibre, chute des cheveux, et aggravaient les souffrances de ce pauvre homme. Une tomographie a montré qu'il existait d'importantes lésions de la moelle du cerveau (atrophie de l'aire corticale). Tous ces médicaments avaient intoxiqué son organisme, nuisant gravement à son système immunitaire.
Rien qu'avec la saignée hildegardienne, son taux de cholestérol est passé de 330 à 212 mg par 100 ml. Ses maux de tête ont disparu, et il s'est globalement senti mieux, si bien qu'il a pratiquement arrêté les antalgiques (il n'en prenait plus qu'un comprimé par jour). Le régime alimentaire à base d'épeautre, de fruits et de légumes a permis de stabiliser son état général, et il vit maintenant normalement.

La saignée élimine l'engorgement sanguin et lymphatique

Une femme de 50 ans, vendeuse de produits horticoles, était restée debout dans un autocar surchargé pendant plus d'une heure et demie. Pendant ce voyage inconfortable, compressée dans le car par une chaleur cuisante, elle avait attrapé une sorte de grave insolation et depuis, ne supportait plus de marcher avec des chaussures. Même au plus froid de l'hiver, elle était en sandales. L'été, elle allait carrément pieds nus.

Travaillant dans une jardinerie, il lui était heureusement possible de s'asperger les jambes d'eau fraîche dès 9 heures du matin. Toutes les dix minutes, elle avait recours à l'arrosoir et ne voulait en aucun cas porter des bas ou des chaussures. Ni l'acupuncture, ni la scarification n'avaient réussi à la soulager. Elle est venue nous trouver pendant l'été 1995 et nous avons pratiqué aussitôt la saignée hildegardienne. Les douleurs ont cessé instantanément et n'ont jamais réapparu depuis, même au plus fort de la canicule. Six mois plus tard, après une deuxième saignée, elle a pu remettre des bas en perlon.

La saignée a des propriétés anti-inflammatoires

Une prothésiste dentaire de 37 ans souffrait d'une polyarthrite primitive depuis cinq ans, et ses articulations la faisaient terriblement souffrir. Ses doigts étaient gonflés, de sorte que la précision de ses gestes en souffrait et elle dut finalement abandonner son métier. Son médecin la traitait aux anti-inflammatoires et aux antalgiques, mais sans grand résultat. Avec l'adoption de l'alimentation à base d'épeautre, de fruits et de légumes et, après une cure de jeûne et de régénération et une saignée annuelle, son état s'améliora lentement. Elle put arrêter les médicaments chimiques. Depuis, cette jeune femme a été enceinte à deux reprises et a mis au monde des enfants en parfaite santé. Après cinq ans de soins, nous avons réussi à la guérir complètement de sa polyarthrite.

La saignée combat le paludisme

Un patient de 75 ans souffrait depuis cinquante ans d'une sorte de paludisme : accès de fièvre, souvent plus d'une fois par mois, maux de tête, élancements très violents dans les yeux et sueurs froides, ce qui l'obligeait à s'allonger en attendant que la crise passe…

Dès la première saignée, les poussées de fièvre ont cessé et, aujourd'hui, cinq mois après, on peut penser que le mal est définitivement éradiqué.

La saignée est certainement la thérapie la plus vieille du monde. Il y a plus de 1 000 ans, les aborigènes d'Australie pratiquaient une saignée lors de chaque rite d'initiation. Ils s'ouvraient une veine ou bien la cicatrice laissée par une initiation précédente. Ce sang était sacré à leurs yeux. Le maître de cérémonie effectuait ensuite sa grande danse du désert, totalement absorbé en elle. Pour ces peuples du désert, la saignée était la « pharmacopée », pas seulement pour nettoyer le sang, mais aussi pour libérer les substances de l'organisme préservant la santé.

Nous savons aujourd'hui que le choc provoqué par la saignée ouvre l'armoire à pharmacie de l'organisme, libérant ainsi les remèdes de première nécessité, auxquels l'organisme n'accède normalement qu'en cas d'accident. À cette catégorie de remèdes appartiennent des substances assimilables à la morphine (analgésique), la cortisone (anti-inflammatoire), ou certains mécanismes de défense (production de cellules dans la moelle osseuse). Lors de ses voyages d'étude, le médecin du désert, Herbert Basedow, a pu constater l'extraordinaire robustesse des aborigènes de l'Australie centrale, dont les conditions de vie sont pourtant extrêmement dures. Ils ne connaissaient ni les épidémies, ni les épouvantables maladies de civilisation, tels que les attaques d'apoplexie, l'infarctus, le cancer, les rhumatismes, le diabète et la dépression.

En Europe, la saignée était pratiquée durant le haut Moyen Âge. Charlemagne, dans les plans qu'il avait fait établir pour la construction du monastère de Saint-Gall, avait prévu un bâtiment spécifique pour les saignées, qu'il recommandait aux moines de pratiquer une fois par an. Elles étaient censées

« réveiller les esprits de vie, réduire l'engorgement sanguin, calmer l'hypocondrie, apaiser et rafraîchir les têtes brûlées et dompter l'aiguillon de la sensualité charnelle. »

Pour Hippocrate, dans l'Antiquité, et Paracelse au XVIe siècle, comme pour beaucoup d'autres « médecins » de leurs époques, la saignée était un remède précieux.

Nous avons aussi un témoignage similaire venant du médecin de Goethe, le Dr Hufeland, pour qui la saignée, les vomissements provoqués et l'opium constituaient des remèdes essentiels, desquels pouvaient dépendre la vie et la santé :

> Ces remèdes agissent directement sur les forces vives du patient, ils sont donc décisifs. Leur action étant extrêmement rapide, ils peuvent sauver la vie le cas échéant, ils sont irremplaçables.

L'efficacité de la saignée a conduit à de regrettables abus. Ainsi au XVIe siècle, où il y eut une véritable « épidémie de vampirisme », il arrivait qu'on la pratiquât entre quatre et six fois dans une même journée ! Sans doute pensait-on que, soit la maladie devait céder, soit le malade disparaissait. (et sa maladie avec lui). De même au XVIIe siècle, Louis XIV, après ses excès de table, se faisait enlever jusqu'à trois litres de sang. Ces abus ont certainement beaucoup contribué à jeter le discrédit sur la saignée. À partir de la seconde moitié du XIXe siècle, elle a d'ailleurs été abandonnée, et même interdite par la médecine officielle.

De nos jours, certains scientifiques admettent à nouveau que les anciens avaient raison. Le professeur Schmid-Schönbein, de l'Institut physiologiste de la clinique d'Aix-la-Chapelle, pratique – avec succès – la saignée pour prévention des dangers de l'artériosclérose. Il a pu établir que la saignée améliore la fluidification du sang. La saignée débarrasse les vaisseaux sanguins de l'excès de matière albuminoïde, et les artères coronaires sont ainsi désobstruées.

Le taux normal de matière albuminoïde dans le sang est de 35/40 %, alors que dans les cas d'artériosclérose, ce pourcentage peut aller jusqu'à 45/60 %. Si l'on ponctionne 200 ml de sang, le pourcentage redevient normal et le sang redevenu fluide, peut circuler normalement dans les vaisseaux capillaires.

Notre expérience de la saignée qui porte sur plus de deux mille patients nous permet d'affirmer qu'elle est une méthode de soins essentielle pour l'organisme dans son ensemble : elle élimine les substances pathogènes, stimule les forces curatives, écartant ainsi ce qui menace la survie.

Une fois les humeurs nocives éliminées, les substances naturelles de l'organisme peuvent opérer un changement en profondeur :

> Lorsque les vaisseaux sanguins sont trop plein de sang, il faut pratiquer une saignée pour les purifier de leurs mucosités nocives et des substances putrides sécrétées pendant la digestion.

La technique de la saignée

La saignée doit être effectuée avec une aiguille assez grosse (jetable) de 1.2 à 1.8 mm de diamètre, permettant une prise de sang rapide, sans complications, et provoquant le choc qui active la « pharmacopée » de l'organisme. Sainte Hildegarde la décrit ainsi :

> Quand un vaisseau est piqué, le sang subit un choc et coule d'abord, chargé en substances putrides ; c'est un sang en décomposition. Sa couleur n'est pas celle d'un bon sang parce qu'il contient des mauvais sucs. Aussitôt que cette putréfaction est sortie, le sang devient clair : c'est le moment d'arrêter la saignée.

Le sang coulant de la veine incisée est d'abord épais et noirâtre, il ne devient d'un beau rouge qu'après une ponction de 150-180 ml. C'est à ce moment-là, qu'il faut arrêter la saignée, car le sang qui suit est chargé de substances curatives, en particulier d'hormones : cortisone, adrénaline, noradrénaline, hormones sexuelles, mais également de substances assimilables à la morphine, possédant des propriétés antalgiques et légèrement euphorisantes. D'où le sentiment de bien-être et presque de bonheur qu'éprouve le patient après une saignée.

La saignée entre 12 et 80 ans

> Dans certains cas, on peut pratiquer la saignée à partir de 12 ans… mais sans prendre plus que la contenance de deux coques de noix (20 ml). Entre 12 et 15 ans, la saignée ne doit être pratiquée qu'une fois par an… ; à partir de 15 ans, on peut prélever autant de sang que ce qu'un homme assoiffé peut boire d'un seul coup (100 à 150 ml)…
>
> Nul, ni homme, ni femme, ne doit subir une saignée pendant la croissance du corps, pendant qu'il grandit et grossit, parce que la saignée affaiblit… Quand on a atteint 20 ans, la saignée peut être pratiquée pour soigner une maladie, quelle qu'elle soit, prélevant très peu de sang. Si à cet âge, on est en bonne santé, on n'a pas besoin de saignée. Un traitement de scarification ou de moxibustion est alors plus adapté, car ni le sang, ni les vaisseaux ne sont entièrement développés. Quand il arrive à la maturité, vers 30 ans, en bonne santé ou malade, on peut subir autant de saignées que nécessaire…, jusqu'à l'âge de 50 ans.
>
> Après 50 ans, quand le sang et le phlegme diminuent et que le corps commence à se dessécher, une seule saignée par an est suffisante. On prélève alors la moitié moins de sang que dans les années précédentes. La saignée peut être faite jusqu'à l'âge de 80 ans.

La saignée est particulièrement importante et utile pour la femme. Sainte Hildegarde énumère toute une série de maladies plus ou moins graves : rhumatismes, acné, éruptions cutanées, voire cancer qui peuvent se déclarer chez les femmes dont l'organisme n'est que peu, ou plus du tout, purifié par le flux menstruel. Elle considérerait donc que le chirurgien commet une faute professionnelle quand il ne fait pas suivre l'ablation de l'utérus (hystérectomie) et/ou des ovaires, d'une saignée. S'il ne prend pas cette précaution, l'une ou l'autre de ces maladies peut se déclarer.

Bien des femmes ayant subi une intervention chirurgicale de ce type, et qui, donc, sont ménopausées avant l'heure, connaissent ces maladies ou ces troubles, car :

> … la femme a dans son corps plus de mauvais sucs et d'éléments putrides susceptibles de rendre malade que l'homme.
>
> Pour cette raison, la femme devrait être saignée à partir de 12 ans, suivant les mêmes règles que l'homme, mais jusqu'à l'âge de 100 ans. Au contraire de l'homme, elle a un énorme besoin d'évacuer les sucs nuisibles et les éléments en décomposition : la menstruation naturelle en est la preuve. Si la femme ne se débarrasse pas régulièrement de ces substances nuisibles, de ces putrescences décomposées, elle peut enfler, grossir, et même ne plus pouvoir vivre (elle risque d'en mourir).

Le choix de la bonne veine

Sainte Hildegarde a même décrit, de façon précise, de quel vaisseau au pli du coude le sang doit être prélevé :

> Il faut savoir que la veine céphalique (*vena cephalica*) transporte davantage de sucs que la veine médiane (*vena mediana*), ou même la veine au niveau du foie (*vena hepatica*). Il est préférable pour la santé de pratiquer la saignée, le plus souvent, dans la veine céphalique. Celui qui a beaucoup d'humeur (flegme) dans la tête ou dans la poitrine [expectorations], qui a envie de cracher, ou qui a la tête qui bourdonne jusqu'à en perdre l'ouïe, doit avoir une saignée dans la veine céphalique.
>
> Par contre, si quelqu'un a mal au foie, à la rate, ou encore a des difficultés respiratoires (gorge ou poitrine : maladie de Basedow, asthme), ou si sa vue baisse, il faut utiliser la veine hépatique pour la saignée.

Chaque veine a des liens tout particuliers avec les organes et demande des applications spécifiques. En cas de catarrhe au niveau de la gorge et de la poitrine, envie de cracher par excès de glaires, perte d'audition ou vertiges, on ouvre la veine céphalique.

On choisit la veine basilique en cas d'affections pulmonaires ou de fréquents points de côté, de douleurs cardiaques ou de dépressions.

La saignée par la veine hépatique est indiquée en cas de problèmes de foie, de rate, d'insuffisance respiratoire (asthme), de thyroïde, de goitre ; ou alors de faiblesse de la vision ou de troubles du métabolisme.

L'obligation d'être à jeun

Il faut être à jeun pour la saignée. Il ne faut ni manger ni boire, quatre heures au moins avant la saignée. Si on mange ou boit, les sucs se mélangent et il est impossible ensuite de les séparer. Beaucoup ayant pris un bon petit-déjeuner se sont vus exclus d'une séance de saignée, car il est dit :

> Si un homme veut s'inciser une veine pour s'ôter du sang, il doit le faire à jeun parce que tant qu'il ne mange ni ne boit, les sucs présents dans ses veines ne se mélangent pas avec son sang. Le sang coule alors régulièrement dans le corps comme une douce rivière dans son lit et non comme un torrent agité par la tempête et la pluie.
>
> Si, toutefois, l'homme a mangé, son sang se met à couler plus rapidement et les sucs se mélangent avec le sang. Une fois que le sang est sorti, il est impossible de séparer les sucs du sang. Voilà pourquoi l'homme doit pratiquer la saignée lorsqu'il est à jeun. Ainsi, les sucs et le sang coulent facilement, séparés l'un de l'autre. Une seule exception peut être faite si l'homme est très affaibli, il peut manger un peu pour ne pas s'évanouir.

Le meilleur moment

C'est la lune qui commande et régule les sucs et les sèves dans la nature. C'est elle qui régit les marées, le flux et le reflux de la mer. Dans le golfe de Gascogne, l'eau monte jusqu'à 15 mètres.

En lune croissante, la sève monte dans les arbres et les fruits. En lune décroissante, elle redescend dans les racines. Les semis et les récoltes sont influencés par ce rythme naturel.

La plupart des enfants naissent aux alentours de la pleine lune. Quand la lune est pleine, les crimes augmentent. Le corps humain est soumis à la même influence lunaire : les sucs montent ou descendent selon la lune. En lune croissante, le volume sanguin augmente dans le corps – en lune décroissante, il baisse. C'est pourquoi, sainte Hildegarde préconise la saignée dans la phase décroissante de la lune, c'est-à-dire qu'elle doit être pratiquée entre le premier et le sixième jour après la pleine lune.

> La saignée doit être pratiquée chez l'homme quand la lune décroît : le premier ou le deuxième jour après la pleine lune ; il est encore possible de la faire le troisième, quatrième, cinquième ou sixième jour, mais pas plus tard. Une saignée tardive est de peu d'utilité.

> Quand la lune est croissante, il ne faut pas pratiquer de saignée, car, alors, elle est plutôt nuisible, les liquides putrides mélangés au sang ne se séparant pas facilement. Le sang et la lymphe décomposée se mêlent dans les vaisseaux et coulent alors, comme s'ils voulaient aller à contre-courant, et les mauvais sucs ne peuvent être évacués.

Les précautions à prendre après la saignée

Après la saignée, le patient a besoin de se reposer un peu pour reprendre des forces. Dans une maison de cure hildegardienne, comme chez nous à Allensbach, il avait la chance de trouver un régime adapté et de se faire gâter ! Il est souhaitable, en outre, qu'il protège ses yeux des rayons lumineux trop violents (pas de télévision, ni de sortie à la neige, ou de travail sur l'ordinateur) et qu'il respecte un régime alimentaire approprié.

> Après une saignée, l'homme doit faire attention pendant trois jours aux rayons éclatants du soleil, surtout quand il est au zénith,

et aux flammes brillantes du feu brûlant dans l'âtre, car le sang a besoin de trois jours pour se reconstituer : durant cette phase, une trop forte lumière peut remuer le sang et le faire vibrer, ce qui endommage souvent le cœur.

Le régime adéquat

Le deuxième point important est de respecter scrupuleusement le régime alimentaire pendant un certain temps, afin d'assurer le meilleur effet curatif.

Sont interdits :
pendant deux jours suivant la saignée : les plats épicés, la charcuterie, tout ce qui est cuit à la poêle et rôti au four, les fromages, moutarde et poissons marinés, ainsi que les plats très gras (la viande de porc), les crudités, les jus frais pressés ou centrifugés, le vin fort, les alcools et le café.

Sont autorisés, mais en petite quantité :
épeautre, fruits et légumes, pommes cuites à la vapeur, biscottes et infusion de fenouil, café d'épeautre, vin blanc léger ou vin mouillé.

Sont recommandés :
tous les produits dérivés de l'épeautre, café d'épeautre, thé noir mais léger, infusions à base de plantes, pain complet et pâtisseries à base de levure (reposée et séchée), petits pains, pâtes, viande de biche ou de cerf cuite, poissons (brochet ou perche) ; en été, de la viande de mouton ou de chèvre, légumes, fenouil, navets et raves, courges, haricots verts et céleri.

À éviter :
pendant une semaine : les fromages, le chou et les poireaux sous toutes leurs formes, les concombres, figues, myrtilles, graines de lin, graines de moutarde et les médicaments qui ne sont pas absolument indispensables.

À proscrire pour toujours :

les quatre poisons de cuisine (fraises, pêches, prunes et poireaux), ainsi que les crudités.

Pour conclure, on peut dire qu'en cas de pathologie des humeurs, la saignée est le meilleur désintoxiquant qui soit. Hormis les infections aiguës et l'épuisement physique, il n'existe pratiquement aucun trouble, ni aucune maladie, qui ne disparaisse pas jusqu'à un certain point après une saignée pratiquée selon les indications de sainte Hildegarde. En effet, on observe d'excellents résultats dans les situations suivantes :

La saignée améliore l'irrigation sanguine dans toutes les manifestations de l'artériosclérose :

- danger de thrombose ;
- embolie ;
- infarctus du myocarde ;
- attaque d'apoplexie ;
- extrasystoles ;
- vertiges ;
- affaiblissement de l'acuité auditive ;
- commotion cérébrale ;
- bourdonnements d'oreilles.

La saignée améliore le métabolisme en général :

- régule le taux de cholestérol ;
- … de lipides et de glycémie dans le sang ;
- améliore le métabolisme du foie ;
- stimule l'élimination de l'acide urique, de l'urée ;
- … de la créatine et d'autres substances par les reins.

La saignée régule le système hormonal :

- stimule la sécrétion d'hydrocortisone ;
- la production d'hormones sexuelles en cas de stérilité ;
- élimine les troubles de la ménopause.

La saignée désintoxique le corps :

- en cas d'erreurs alimentaires ;
- d'empoisonnements médicamenteux ;
- d'accumulation de toxines déclenchée par une infection bactériale ;
- … de mycoses ;
- d'intoxication au mercure par des obturations dentaires.

La saignée freine les processus inflammatoires :

- liés aux rhumatismes, à la polyarthrite et à l'arthrite ;
- toutes les inflammations aiguës, comme l'ophtalmie ou la pneumonie.

La saignée agit comme inhibiteur des douleurs :

- calme les douleurs en cas de céphalées, lombalgie et sciatique.

La saignée stimule le système immunitaire :

- en particulier par la formation de cellules dans la moelle rouge.

La saignée stimule la formation de globules rouges :

- donc combat l'anémie.

La saignée élimine l'excès de bile :

- caractéristique des états de dépression et de l'instabilité psychique.

La saignée élimine les substances pathogènes :

- déchets, crasses, virus, etc.

La saignée stimule les forces curatives de l'organisme et agit comme facteur de prévention :

- Maladies susceptibles de se déclencher après une ablation des organes génitaux (hystérectomie).

Le cœur, chef d'orchestre symphonique
Traitement des maladies cardio-vasculaires

Il y a onze ans, un patient, qui a maintenant 67 ans, est resté, après un grave infarctus, dix jours en service de réanimation, où on l'a soigné avec la panoplie lourde des médicaments coronariens habituels : bétabloquants, anticalcique, dérivé de la nitroglycérine et un produit à base de digitaline. Mais les douleurs n'ont pas disparu, de sorte qu'il s'est traîné misérablement pendant trois mois. Il a décidé alors de prendre des comprimés de fenugrec, de la tisane de fenouil et un mélange de poudres à base de fenugrec, et il a pu arrêter progressivement les médicaments chimiques. C'est surtout grâce au mélange de poudres à base de fenugrec que les dernières séquelles de son infarctus ont disparu. Ce mélange lui a, en quelque sorte, « rendu la liberté ». Aujourd'hui, cet homme se porte bien et est heureux de pouvoir à nouveau jouer au tennis. Avant chaque match, pour avoir de l'endurance et augmenter sa force de concentration, il fixe sur son cœur une émeraude, avec du sparadrap.

Bien entendu, depuis cet événement, il a adopté le régime alimentaire à base d'épeautre, de fruits et de légumes et, deux fois par an, il observe un jeûne hildegardien. Chaque année, il fait une « grande cure pour le cœur ». Ensuite, en traitement de longue durée, il suit la « petite cure pour le cœur » : galanga (une à trois fois par jour) et boisson au persil et au miel (un à trois verres à liqueur par jour, après les repas).

Les malades du cœur qui ont découvert *L'art de guérir de sainte Hildegarde* et l'interaction harmonieuse du corps et de l'âme ne s'étonnent plus que les maladies cardio-vasculaires remportent le triste palmarès des décès prématurés en Occident. Pourtant, avant l'infarctus, le malade reçoit un certain nombre d'avertissements et peut comprendre que sa santé est en danger – mais, le plus souvent, il n'en tient pas compte.

Or, aussi longtemps qu'on ne pensera pas à rétablir le fonctionnement harmonieux entre l'organisme et l'âme, les maladies cardiaques ne feront qu'augmenter. L'âme blessée ne se guérit pas avec des cathéters et des pontages, et on ne peut écarter les facteurs de risque avec des greffes et les coups de massue que sont les médicaments chimiques. Avec son livre, *L'amour plutôt que le valium*, Ellis Huber, président de l'Ordre des Médecins à Berlin, rejoint tous ces cardiologues qui reconnaissent qu'un lien étroit unit l'âme et le corps.

C'est surtout aux États-Unis que sont publiées le plus d'études cliniques soulignant la puissance des forces curatives de l'âme. Nous nous contenterons de citer l'étude du cardiologue Randolph Bird, dans l'unité des soins postopératoires au *General Hospital*, à San Francisco. Elle a porté sur 393 patients, séparés en deux groupes : les uns devant recevoir, à leur insu, l'aide de la prière, et les autres non. Bird a pu observer les phénomènes suivants : le second groupe a nécessité cinq fois plus de traitements aux antibiotiques que le premier, à cause de la mauvaise cicatrisation des plaies. Il a également constaté trois fois plus de complications graves que dans le groupe des patients bénéficiant de prières.

Après avoir survécu à un infarctus, 90 % de tous les patients avaient toujours des douleurs et couraient le risque d'un deuxième infarctus. On leur avait administré jusqu'à sept sortes de médicaments pour rétablir le fonctionnement « harmonieux » normal de leur cœur : dérivés de la nitroglycérine, bêtabloquants, alpha-bloquants, anticalciques, diurétiques, anti-thrombotiques, anticoagulants. Ils prenaient en outre un médicament pour baisser leur taux de cholestérol. Or, tous ces remèdes sont, pour l'organisme, de véritables poisons, contre lesquels il réagit par divers symptômes : maux de cœur, de tête, vertiges, vomissements. Ces médicaments ont, en outre, d'autres inconvénients : aggravation de l'insuffisance cardiaque, nocivité pour les reins et le foie, diminution de l'appétit sexuel. Sans compter qu'ils n'arrangent pas le moral des patients, certains sombrant dans un état dépressif et pouvant même perdre leur libido.

Mais le plus grave, c'est encore que toutes ces mesures thérapeutiques ne soignent pas les causes de la maladie. La plupart des cardiologues sérieux sont tout de même d'accord sur le fait qu'une alimentation et un mode de vie appropriés ont d'heureuses répercussions sur le cœur et les maladies circulatoires. En Allemagne, l'Institut Fédéral pour l'Alimentation, dans sa lutte contre les maladies cardio-vasculaires a lancé le slogan : « Ne mangez pas trop, pas trop gras, pas trop sucré, diminuez l'alcool, les cigarettes et les drogues », ce qui nous semble quand même insuffisant, face à l'énorme problème que représente la maladie.

Pour sainte Hildegarde, le cœur est le siège de l'âme. Dans son traité de médecine *Physica*, évoquant les causes psychiques des maladies du cœur, elle décrit, d'un côté, les états d'esprit qui fortifient l'organe, parce que générant des humeurs saines ; de l'autre, ceux qui affaiblissent le cœur, parce que suscitant de mauvais sucs. Le cœur est l'usine à pensées de l'être humain. De la nature de ses pensées dépend la nature de ses états d'esprit, ainsi que la production d'hormones le rendant soit joyeux, soit triste.

> Ainsi l'âme habite le cœur, sa maison, et laisse les pensées aller et venir comme à travers une porte. Elle les observe comme à travers des fenêtres et conduit ces forces, comme un feu allumé, du cerveau vers une cheminée où elles sont vérifiées et triées. Car si l'homme n'avait pas la faculté de penser, l'âme n'aurait pas non plus de moyen de connaissance et ressemblerait à une maison sans porte, ni fenêtres ni cheminée. Les pensées permettent la connaissance du bien et du mal, et l'organisation de toute chose. Tel est le

rôle des pensées. Elles sont à l'origine de la bonté, de la sagesse, de la bêtise, aussi, et de bien d'autres choses, puisque, dans le cœur, naissent également de mauvaises pensées. Cette émission de pensées est représentée par la porte. Un chemin part du cœur vers les choses pour que se réalisent les pensées de l'homme.

L'énergie des pensées monte vers le cerveau, et le cerveau la fixe, car c'est lui qui, comme la rosée, fournit l'humidité. Ainsi, lorsque les pensées dégagent des humeurs fétides, celles-ci font monter jusqu'au cerveau une sorte de fumée nocive.

Les mauvais sucs viennent également d'erreurs alimentaires. Dans la cuisine de sainte Hildegarde, les régimes à base de crudités et les fameux « poisons de cuisine » sont particulièrement évités, car elle dit :

Quand l'estomac est irrité par des aliments nocifs et sa vessie affaiblie par des boissons nocives, ces deux organes répandent des mauvais sucs dans l'intestin et une fumée malodorante dans la rate. Celle-ci enfle alors, elle est meurtrie, et cette congestion et cette douleur affectent également le cœur, qui devient douloureux à son tour, et secrète lui aussi, des mucosités. Cependant, le cœur reste robuste, et résiste à ces douleurs.

Selon Hildegarde, les lésions du cœur ont leur point de départ, dans le mélange de la bile noire (l'acide et les pigments biliaires) sécrétée par le foie et des mauvais sucs :

Lorsque les mauvais sucs évoqués précédemment se multiplient dans la rate et dans les intestins, et font trop souffrir le cœur… la bile noire est stimulée. Elle se lève à regret et, avec les autres sucs, monte, pareille à une fumée noire et nuisible, jusqu'au cœur qu'elle fatigue par nombre d'affections. Aussi, ces hommes deviennent-ils tristes et moroses, ils mangent et boivent peu, ils maigrissent, et finissent par avoir des difficultés à se tenir debout. Ils ont également beaucoup de renvois (hoquets).

Pour sainte Hildegarde, la rate est donc comme l'organe de désintoxication du cœur. Elle doit filtrer les sucs (*noxi humores*) et protéger le cœur de la maladie. Aussi, en cas de maladie du cœur, faut-il soigner également la rate. Sainte Hildegarde considère que les châtaignes grillées sont le remède idéal, une diète (*diaita* = la vie), l'un des remèdes essentiels pour prévenir et soigner les maladies cardiaques.

Sainte Hildegarde cite pas moins de trente-cinq causes psychiques aux maladies du cœur, qu'elle met en parallèle avec trente-cinq forces curatives de l'âme, capables de soigner autant le psychisme que le corps. Elle propose, également, trente-cinq remèdes cardiaques. L'un de ces remèdes est la «grande cure pour le cœur», qu'elle décrit dans son ouvrage médical: «les causes et les remèdes». Cette grande cure est recommandée à chaque affection cardiaque et peut être suivie une ou deux fois par an. Parmi ces remèdes figurent les comprimés de fenugrec, une boisson au fenouil et un mélange de poudres à base de fenugrec.

Des remèdes pour le cœur

Grande cure

Cette grande cure pour le cœur est recommandée en cas de problèmes et maladies cardiaques. Elle peut être suivie une ou deux fois par an.

Comprimés de fenugrec

Indication thérapeutique: grande cure pour les affections cardiaques – douleurs, maladies et traitements suite à l'infarctus.

Ces comprimés sont en vente libre dans les pharmacies homéopathiques en Allemagne; un comprimé contient environ 100 mg de galanga, 100 mg de pyrèthre d'Afrique et 300 mg de graines de fenugrec, sous forme de D1. (On les trouve aussi en France: Les Jardins d'Hildegarde.)

Recette: prendre 3 fois par jour 3 comprimés (avant et après les repas) avec chaque fois une pointe de couteau de farine de haricots. Boire ensuite 1 verre à liqueur de boisson au fenouil.

Ces comprimés de fenugrec peuvent être « la pilule du cœur » ! Ils sont le plus fort et le meilleur cardiotonique : ils fortifient le muscle cardiaque et améliore l'irrigation sanguine.

Boisson au fenouil

Recette :

50 g	de graines de fenouil
10 g	de poudre de réglisse
20 g	de sucre
25 g	de miel écumé
500 ml	d'eau

Mélanger tous les ingrédients et les faire bouillir pendant 5 minutes. Verser ensuite dans une bouteille stérile. La boisson au fenouil neutralise les mauvais sucs responsables des douleurs cardiaques.

Mélange de poudres à base de fenugrec (cardiotonique)

Recette :

60 g	de poivre blanc en poudre
20 g	de poudre de cumin
10 g	de poudre de graines de fenugrec

Prendre chaque jour 1 à 3 pointes de couteau de ce mélange, saupoudré sur du pain, après les repas. Dès l'apparition de douleurs, manger une tranche de ce « pain pour le cœur ».

Chez les patients souffrant d'insuffisance cardiaque, le cumin peut provoquer une douleur au cœur. C'est pourquoi la « grande cure » ne leur est pas conseillée. Ils la remplaceront par la « petite cure pour le cœur ».

Vin au persil et au miel

Indications thérapeutiques : insuffisance cardiaque, faiblesse cardiaque, défaillance cardiaque, vieillissement du cœur, problèmes circulatoires, épuisement physique, douleurs cardiaques dues au stress, douleurs cardiaques d'origine nerveuse, mauvais retour veineux accompagné d'œdèmes dans les jambes et les poumons.

Recette :

10 g	de feuilles de persil
2	cuillerées à soupe de vinaigre de vin
80 à 150 g	de miel
1 litre	de bon vin bio

Mode d'emploi : Faire bouillir le vin, le persil et le vinaigre pendant 5 minutes. Puis ajouter le miel et remettre sur le feu encore 5 minutes. La cuisson est indispensable, car seule la forte chaleur permet la formation du composé glycoside, si efficace pour le cœur. Les diabétiques réduiront la quantité de miel à 80 g. Ce « cordial » sera ensuite écumé, filtré et versé dans des bouteilles stérilisées.

Application :

Trois fois par jour, un verre à liqueur après les repas.

On peut augmenter l'efficacité de ce « cordial » comme draineur de l'organisme, en ajoutant, par exemple, une racine de persil.

Vin au persil et au miel (version plus forte)

On peut aller encore plus loin en ajoutant aux ingrédients de base 25 à 30 gouttes de teinture-mère d'aubépine (*crataegus*, disponible dans les pharmacies). On obtient un remède qui assure une meilleure irrigation sanguine du muscle cardiaque et qui le rend plus fort. Cette boisson est très efficace, car elle fait disparaître la douleur cardiaque fonctionnelle, celle qu'on ne détecte pas à l'électrocardiogramme, mais qui entraîne néanmoins des douleurs.

Quand on suit « la petite cure pour le cœur » pendant une période plus ou moins longue, après chaque repas, on laisse fondre lentement un comprimé de fenouil-galanga sur la langue. On boit ensuite un verre à liqueur de ce cordial avec les gouttes de teinture-mère d'aubépine. Ce remède est excellent pour réguler la tension artérielle, c'est-à-dire combattre à la fois l'hypertension et l'hypotension.

Employé en remède préventif et à bon escient, le vin de persil et au miel prévient les douleurs cardiaques, et guérit également les troubles cardiaques à leur début. Il est un vrai remède universel pour le cœur.

Le vin au persil et au miel est également très efficace en cas de troubles cardiaques liés aux rhumatismes, ou de faiblesse cardiaque liée à la grippe. Quiconque souffre de faiblesse cardiaque, surtout à partir d'un certain âge, devrait faire une cure de vin au persil et au miel, parce que, le plus souvent, il évite de recourir à des médicaments chimiques. De même, après un infarctus, le vin au persil et au miel fait disparaître les dernières douleurs résiduelles.

Galanga

Indication thérapeutique : Douleurs cardiaques, faiblesse cardiaque, crises d'angine de poitrine, infarctus (traitement préventif et curatif), crampes gastro-intestinales (syndrome de Roemheld), troubles prémenstruels, maux de tête, crises de pseudo-épilepsie, problèmes circulatoires, états de faiblesse ou d'épuisement.

(*Alpina officinarum hance*, *Galanga minor*, le petit galanga). Le galanga est le premier remède de *L'art de guérir de Sainte Hildegarde* à avoir été reconnu scientifiquement. En 1984, j'ai envoyé ma monographie sur le galanga au Ministère Fédéral de la Santé, qui a admis l'efficacité de ce remède, et sa nontoxicité. Quelques années plus tard, le nouvel Institut Fédéral pour la vérification des médicaments a autorisé sa vente sous forme de comprimés.

> Celui qui a des douleurs au cœur et qui se sent défaillir (risque d'évanouissement), qu'il mange sans tarder une quantité suffisante de galanga, et il ira mieux.

Poudre de racine de galanga

En cas de besoin, laisser fondre lentement 1 comprimé de galanga (0,1 g) sur la langue. Quelques minutes après, le patient sentira son visage se décrisper, parce que le choc provoqué par le danger imminent se sera dissipé, de même que les douleurs cardiaques. Pour renforcer l'action des comprimés de galanga, on peut, en plus, absorber un verre à liqueur de vin au persil et au miel.

Comprimés de fenouil et de galanga

0,1 g de poudre de racine de galanga
0,1 g de poudre de fenouil

Trois fois par jour, après les repas, laisser fondre lentement un comprimé de galanga et de fenouil sur la langue. Ce mélange se révèle particulièrement efficace en cas de douleurs gastro-cardiales (syndrome de Roemheld). Le fenouil, en effet, a la propriété de renforcer l'action antispasmodique du galanga. Là encore, le résultat est stupéfiant. Quelques minutes après l'ingestion, le patient se met à éructer, ou à lâcher des « vents », de sorte que le sentiment de lourdeur dans la partie supérieure de l'abdomen disparaît. Le galanga doit fondre lentement sur la langue, car il produit un effet réflexe sur le cœur comparable à celui des dérivés de la nitroglycérine. Son efficacité est certain et, de plus, il ne provoque aucune réaction de dépendance.

La gentiane

La gentiane est un pur « digestif », au sens où elle a la propriété de stimuler la muqueuse de l'estomac face à la froideur atonique (caractéristique de la gastrite, par exemple), sans pour autant générer une acidité excessive, et ceci parce qu'elle ne renferme que des substances amères, et pas de tanin, et donc, qu'elle n'irrite pas l'estomac. Ses composants amers ont la propriété de stimuler l'estomac de plusieurs façons :

1. ouvrent l'appétit et tonifient ;
2. sont un remède universel contre les troubles gastro-intestinaux ;
3. combattent la gastrite ;
4. facilitent la digestion ;
5. apaisent les douleurs ;
6. sont carminatives (éliminent les flatulences) ;
7. sont anti-inflammatoires.

La gentiane est donc un excellent stimulateur à effets multiples sur l'estomac et le cœur

Poudre de racine de gentiane

Indications thérapeutiques : douleurs cardiaques persistantes, peur de la mort, infarctus déguisé.

Recette :

Une fois par jour, saupoudrer une à trois pointes de couteau de poudre de gentiane dans une soupe de semoule d'épeautre. Manger cette soupe en entrée. Poursuivre la cure jusqu'à disparition des troubles.

La gentiane est donc un excellent stimulateur, à effets multiples sur l'estomac et le cœur.

Elle apaise les douleurs cardiaques liées à la peur de mourir après un infarctus, voire après un infarctus déguisé existant depuis longtemps. Nous avons constaté que presque tous nos patients ont eu un petit infarctus dans leur vie (certains jusqu'à trois). La personne se réveille la nuit avec une légère douleur au cœur, qui disparaît aussitôt. Cette douleur est un signe avant-coureur qu'il ne faut pas négliger. Chacun a intérêt à adopter une hygiène de vie, notamment à ménager ses nerfs. Après une légère crise cardiaque, il est conseillé de prendre du potage à la gentiane, qui apaise le cœur. Ce potage a même fait ses preuves dans les traitements post-infarctus, car il assure une meilleure irrigation du cœur et fortifie l'organe lui-même.

Remèdes divers

Poudre de racine de dictame

Indications thérapeutiques : artériosclérose, douleurs cardiaques, sclérose des coronaires.

> Celui qui éprouve une douleur au cœur, qu'il mange du dictame (*dictamus albus*) réduit en poudre, et elle disparaîtra.

Le dictame a la propriété d'éliminer les dépôts calcaires dans les vaisseaux sanguins, ce qui est une aide précieuse en cas d'artériosclérose des coronaires. C'est précisément à cause de cette fonction de « ramoneur » que nous l'utilisons avec succès. Chez nos patients dont le taux de cholestérol est trop élevé, nous observons toujours que la prise régulière de poudre de dictame améliore considérablement leur état.

Saupoudrer une à trois pincées de poudre de dictame sur les aliments.

Mélange de poudres de galanga et de raifort

Indications thérapeutiques : insuffisance cardiaque, souffle court, gêne respiratoire, bronchite avec fortes expectorations.

Recette : Réduire en poudre des feuilles de raifort séchées au soleil (récoltées au printemps) et les mélanger avec une quantité égale de galanga. Prendre une à trois pointes de couteau de cette poudre sur du pain, avant et après les repas.

La racine de raifort est également très efficace en cas de toux rebelle et de gêne respiratoire. Râper du raifort et le mélanger en quantité égale avec du galanga. En manger sur du pain avant et après les repas. Le raifort est piquant et le galanga aussi. Utilisés ensemble, ils ramonent à fond les voies pulmonaires et sanguines. De plus, ce remède a un goût très agréable.

Mélange de poudres à base de géranium anglais

Indications thérapeutiques : grippe, douleurs cardiaques, protection des muscles cardiaques en cas d'infection (toxines sécrétées par les virus).

Recette :

20 g de poudre de géranium anglais
10 g de pyrèthre d'Afrique
7 g de noix de muscade.

Le mélange de poudres à base de géranium anglais est indiqué en cas de lésion du cœur, ou de faiblesse cardiaque liée à une grippe. En prendre une à trois pointes de couteau, soit pur, soit saupoudré sur du pain.

De toutes les géraniacées, c'est le géranium anglais (*Geranium anglicum*) qui est le plus efficace. C'est un excellent remède cardiaque. Les virus de la grippe sont tout particulièrement perfides si on ne les combat pas efficacement, car ils produisent des toxines très nuisibles pour le muscle cardiaque, notamment chez les personnes d'un certain âge : ils affaiblissent le cœur et font des ravages inguérissables. La médecine habituelle n'a aucun moyen vraiment efficace de lutter contre les virus de la grippe, les vaccinations étant même souvent sans effet réel, parce que les souches utilisées proviennent toujours de l'année précédente et que les virus ont muté entre-temps. L'art de guérir de sainte Hildegarde préconise la cure d'or (voir la recette p. 221) comme remède préventif. Elle remplace, d'ailleurs, efficacement le vaccin.

Mélange de poudres à base de fenouil (sivesan)

Indications thérapeutiques : angine de poitrine, infarctus (postcure), thrombose, hypertension, affections des reins, affections du manager, suées persistantes.

L'homme prendra des graines de fenouil, la moitié de galanga, le quart de dictame et le huitième de piloselle. Il mélangera ces ingrédients et les réduira en poudre, puis il filtrera le tout à travers un linge très fin. Une heure après avoir mangé (le midi), il prendra de cette poudre avec du vin chaud, mais pas brûlant. Aux bien-portants, elle conserve la santé, tandis qu'aux malades, elle redonne des forces (de résistance). Elle assure également une bonne digestion, donne des forces physiques et un beau teint. Prise après le repas (dans du vin chaud), elle profite à tous, aux malades comme aux bien-portants.

Recette :

16 g de poudre de fenouil
8 g de poudre de galanga
4 g de poudre de dictame
2 g de poudre de piloselle.

Mélanger les différentes poudres, puis ajouter 1 à 3 pointes de couteau dans du vin chaud, ou du vin au persil et au miel. Boire un verre à liqueur de ce remède après le repas de midi.

Le mélange de poudres à base de fenouil améliore le métabolisme de base et la circulation sanguine, mais il est aussi le remède idéal en cas de problèmes digestifs. C'est un bon remède dans le cas de convalescence (maladie ou intervention chirurgicale). Mais c'est sur les malades souffrant de suées persistantes que son action est la plus impressionnante. D'après sainte Hildegarde, le « sivesan » est un remède universel pour stabiliser la santé.

Noix de muscade

Indication thérapeutique : faiblesse cardiaque, troubles de la concentration.

> La noix de muscade a une bonne chaleur et de belles forces d'harmonisation. Chez celui qui en mange, le cœur s'ouvre, l'esprit se clarifie et lui donne quelque chose d'éclatant… Prends de la noix de muscade, une quantité égale de cannelle et un peu de clou de girofle, et pulvérise le tout. Avec cette poudre, ajoutée à de la farine finement moulue et un peu d'eau, tu feras des tartelettes que tu mangeras souvent. Elles atténueront l'amertume de ton cœur et de ton esprit ; ton cœur s'ouvrira, tes sens engourdis reprendront vie et purifieront ton esprit qui deviendra joyeux, et tous les mauvais sucs (*noxi humores*, les poisons extérieurs) diminueront. Les humeurs et ton sang s'équilibreront et tu deviendras efficace et fort.

Mélange de poudre pour « biscuits de la joie »

Recette :

400 g de farine d'épeautre fluide
200 g d'amandes broyées
150 g de sucre
250 g de beurre
2 d'œufs
½ de cuillerée à café de sel
50 g du mélange de poudre pour « biscuits de la joie »
eau nécessaire
Ajouter :
22,5 g de cannelle
22,5 g de noix de muscade
5 g de girofle

Bien mélanger le tout, rouler ensuite la pâte pour obtenir une épaisseur d'environ 3 mm et découper avec un emporte-pièce pour avoir des formes diverses. Faire cuire à four chaud (180/200 °C) entre 20 et 25 minutes.

La noix de muscade a des effets psychotropes, anti-inflammatoires, anti-infectieuses ; elle améliore la digestion, débarrasse les voies respiratoires de la glaire. D'après sainte Hildegarde, la noix de muscade constitue un fortifiant pour les nerfs et le cerveau.

Bouillon blanc, fleurs et feuilles

Indication thérapeutique : faiblesse cardiaque héréditaire, tristesse, lésion du cœur.

Celui qui se sent triste fera cuire des fleurs et des feuilles du *bouillon blanc* avec de la viande ou du poisson, ou bien fera des crêpes fourrées de bouillon blanc ; ou encore, il les ajoutera à ses légumes, et en mangera souvent pour fortifier son cœur et retrouver sa joie de vivre.

Application : Prendre les fleurs et les feuilles du *bouillon blanc*, fraîches ou séchées et les incorporer à des boulettes de brochet, à des fricadelles de viande hachée ou à des galettes d'épeautre, et les faire ensuite frire à la poêle. On peut également confectionner une soupe au poulet et au bouillon blanc, faire des crêpes aux fleurs du bouillon blanc : ce sont des plats dont chacun se régalera !

Sainte Hildegarde recommande le bouillon blanc en cas de faiblesse cardiaque héréditaire. Les enfants souffrant de faiblesse cardiaque sont souvent tristes et peureux, parce qu'ils ont l'impression que leur cœur va lâcher. Les plats préparés avec du bouillon blanc stimulent aussi l'appétit : la tristesse est souvent accompagnée d'un manque d'appétit.

Huile de baies de laurier

Indication thérapeutique : douleurs cardiaques, artériosclérose, sensation d'exiguïté thoracique ou d'oppression.

Quand les fruits du laurier sont encore verts, il faut en extraire l'huile par pression. Si tu as des douleurs dans le cœur, tu prendras de cette huile et tu te masseras la poitrine. De même, si tu éprouves des douleurs dans les côtés ou dans le dos, tu te masseras les côtés ou le dos avec cette huile, et tu te sentiras mieux.

Application : Avant de pratiquer un massage complet avec de l'huile de baies de laurier (de première pression), nous faisons un test avec une seule goutte de cette huile. Si l'endroit massé devient rouge, il y a de fortes chances pour que le sujet soit allergique. Dans ce cas, il ne faut pas continuer.

L'huile de baies de laurier apaise les douleurs cardiaques, articulaires, rhumatismales et musculaires, de même que les douleurs irradiantes dans le dos, d'origine cardiaque.

Baume de sapin

Indications thérapeutiques : maux de tête liée à l'hypertension (avec danger d'infarctus), douleurs cardiaques, inflammation des sinus maxillaires.

Recette : voir p. 134.

Application : Masser une à deux fois par jour la région du cœur et le ventre, entre le sternum et le nombril, avec le baume de sapin. En cas de maux de tête, en particulier s'il y a hypertension, on peut très bien masser également le front et les tempes.

Huile d'absinthe

Indication thérapeutique : douleurs dans la poitrine, bronchite, pleurésie.

Tu verseras le jus d'absinthe sur de l'huile, dans les proportions suivantes : il doit y avoir deux fois plus d'huile que de jus. Tu garderas l'huile pendant toute l'année dans une bouteille en verre que tu feras réchauffer au soleil. Si quelqu'un a des douleurs dans la poitrine ou dans la périphérie, et s'il se met à tousser, tu le masseras avec cette huile. Et s'il éprouve des douleurs au côté, tu le frictionneras avec cette huile, et il guérira intérieurement et extérieurement.

Compresse de solanacees

Indications thérapeutiques : attaque cardiaque, syncope, traitement après infarctus.

Celui qui souffre de douleurs cardiaques, ou qui a des syncopes d'origine cardiaque, il fera bouillir à petit feu des morelles noires dans de l'eau. Il pressera les morelles, les posera chaudes sur son cœur (une heure environ), et il ira mieux.

Les solanacées, en général, apaisent la douleur. En cas de douleurs cardiaques ou d'accès de faiblesse, on peut appliquer ces compresses sur la région du cœur. Il ne faut pas employer la belladone, à cause de sa toxicité, mais nous pouvons utiliser les feuilles fraîches des plants de pommes de terre qui sont quand même plus inoffensives. On les fait cuire dans l'eau pendant deux ou trois minutes, et on les applique en compresses chaudes.

Pommade à l'olivier

Indications thérapeutiques : douleurs cardiaques d'origine rhumatismale, endocardite, spasmes d'origine cardiaque.

Fais cuire de l'écorce et des feuilles d'olivier dans de l'eau, et prépare une pommade avec cette décoction et du vieux saindoux. Celui qui ressent des douleurs d'origine rhumatismale ou goutteuse dans le cœur, le dos, au côté, ou les reins, frottera l'endroit douloureux avec cette pommade. Elle pénétrera dans sa peau comme la graisse chaude dans le bois frais, et il se sentira mieux.

La pommade à l'olivier est un excellent remède contre les douleurs cardiaques d'origine rhumatismale, qui parvient souvent d'amygdalites remontant à l'enfance.

Sarriette

Indication thérapeutique : Faiblesse cardiaque, troubles gastro-intestinaux.

> Celui dont le cœur est faible et l'estomac malade, qu'il mange souvent de cette plante, mais sans la faire cuire.

Nous conseillons la sarriette fraîche des jardins (*satureia hortensis*), coupée fin et répandue sur les plats. La sarriette est très efficace en cas de tristesse, de mélancolie, d'instabilité d'humeur, notamment chez les personnes âgées souffrant de faiblesse des yeux ou de cataracte. Elle abaisse la tension artérielle, et combat aussi les troubles gastro-intestinaux. Pour Hildegarde, la sarriette est efficace dans le cas de faiblesse et de troubles cardiaques, accompagnés de brûlures d'estomac. La plupart du temps, les brûlures d'estomac ne proviennent pas d'une hyperacidité gastrique, comme on le pense souvent, mais de l'acide biliaire pénétrant dans l'estomac par les muqueuses. D'où son association avec la dépression.

L'artériosclérose

Vin d'absinthe (voir la p. 55)

Indications thérapeutiques : Artériosclérose

L'artériosclérose est une maladie sournoise. C'est seulement après de nombreuses années, parfois trente ans, qu'elle devient vraiment dangereuse. Elle met la personne atteinte au bord de l'attaque d'apoplexie. Les premiers signes de l'artériosclérose sont une fatigue générale, une baisse d'activité, de la faculté de concentration et de la mémoire. Et si le durcissement des vaisseaux se poursuit, d'autres signes finissent par apparaître : confusion, perte du sens de l'orientation, dépression et perte du sens de l'identité.

Au stade final de l'artériosclérose, tout l'organisme est atteint, et le patient souffre de dysfonctionnements graves du foie, des poumons et des reins.

Sainte Hildegarde décrit l'artériosclérose comme une suite de réactions en chaîne, la première se produisant dans les reins. Les déchets étant moins bien éliminés par l'organisme, il se forme des dépôts dans les vaisseaux et les tissus. L'artériosclérose s'aggrave sous l'effet d'un certain durcissement psychique, un vice que sainte Hildegarde désigne par « la dureté du cœur », laquelle augmente à son tour la sécrétion de bile noire et déclenche toute une suite de lésions, les unes après les autres.

Mais Hildegarde ne fait pas que décrire le processus de l'artériosclérose, elle donne, en plus un remède délicieux pour la prévenir : la cure à l'absinthe de printemps, qui est déjà devenue une sorte de célébrité par son succès avec son vin d'absinthe

> Tu hacheras de l'absinthe fraîche, puis tu la presseras dans un linge pour en faire sortir le jus. Tu feras cuire ensuite, du vin et du miel – à feu modéré – et tu verseras dans cette décoction la quantité de jus d'absinthe nécessaire pour que son arôme domine celui du vin et du miel réunis. Tu boiras de ce vin de mai à octobre, tous les troisièmes jours, à jeun (avant le petit-déjeuner). Il te guérira de ta faiblesse rénale (*lanksucht*) et de ta *melanche* (bile noire), fortifiera ta vue et ton cœur, et empêchera ton poumon de tomber malade. Il réchauffera ton estomac, nettoiera tes viscères et t'assurera une bonne digestion.

Recette :

44 ml	de jus d'absinthe de printemps (à récolter par une lune croissante en mai ou juin)
1 l	de vin
150 g	de miel

Faire bouillir le vin et le miel. Dès que le mélange bout, ajouter le jus d'absinthe et le retirer aussitôt du feu, filtrer puis verser dans un récipient stérilisé. Boire un verre à liqueur avant le petit-déjeuner, un jour sur deux.

La prescription « tous les trois jours… » signifie pour nous : en boire un jour, faire une pause le deuxième jour, puis en reprendre le troisième jour, et ainsi de suite. La cure au vin d'absinthe, à faire du printemps jusqu'en automne, permet de mieux passer l'hiver. Elle a la propriété de réguler le système immunitaire, donc renforce les défenses du corps en cas d'attaque virale (grippe, refroidissement).

L'absinthe contient des substances amères, qui régénèrent les vaisseaux et stimulent les sécrétions internes. Elles protègent les vaisseaux contre les dépôts de cholestérol et les résidus d'albumine – c'est-à-dire la calcification – et, ainsi, préviennent efficacement l'artériosclérose.

Ces principes actifs, reconnus d'ailleurs par la pharmacologie et présents dans l'élixir d'absinthe, nous permettent de constater les effets suivants :

1. il apaise les crampes ;
2. il stimule l'irrigation sanguine ;
3. il est carminatif ;
4. il stimule les glandes salivaires et la sécrétion de sucs gastriques ;
5. il accélère l'évacuation du bol alimentaire de l'estomac ;
6. il ouvre l'appétit ;
7. il régule le métabolisme de base ;
8. il a des propriétés anti-infectieuses ;
9. il augmente les défenses immunitaires.

Étant donné ses multiples propriétés, l'absinthe est efficace pour combattre :

1. L'artériosclérose : sclérose des coronaires, du cerveau, des reins, des vaisseaux sanguins du mésentère et des organes de l'abdomen.

2. Les déséquilibres du métabolisme : goutte et rhumatismes (excès d'acide urique), arthrite rhumatoïde, diabète consécutif au vieillissement, excès de cholestérol et de triglycérides.
3. Les affections de l'estomac et de l'intestin, accompagnées de flatulences, de perte d'appétit.
4. Les problèmes digestifs :
   - stimulation des glandes salivaires, de la vésicule biliaire et des sucs gastriques ;
   - régulation du flux biliaire et élimination de la « melanche » des voies biliaires.
5. La sensibilité au virus de la grippe :
   - l'état de faiblesse après une maladie infectieuse.

La lapidothérapie

Jaspe

Indications thérapeutiques : arythmie cardiaque, tachycardie, douleurs cardiaques d'origine rhumatismale, sciatique, douleurs cardiaques dues à l'artériosclérose.

> Quand un flux d'humeurs, c'est-à-dire un accès de goutte, envahit ton cœur, ou tes reins, ou toute autre partie de ton corps, pose un jaspe dessus et presse-le (fort) jusqu'à ce qu'il devienne chaud, la goutte cédera alors.

Utilisation :

Placer le jaspe sur la région du cœur, à l'endroit où il bat le plus fort, et presser la pierre pour la réchauffer. Ensuite, laisser refroidir, puis recommencer jusqu'à ce que le cœur batte à nouveau normalement.

Un jaspe est une pierre taillée, plate, dont l'efficacité est étonnante : les douleurs passent et le cœur se remet à battre naturellement et normalement.

Le jaspe envoie des ondes vers le sinus auriculaire, responsable du rythme cardiaque. L'âme et le corps influencent ce rythme, et tout excès venant de l'un ou de l'autre est nuisible. Lorsqu'on est énervé, le cœur est excité par le sympathique et la production de catécholamines (par exemple, l'adrénaline), ce qui augmente la tension artérielle et accélère le rythme cardiaque. En revanche, la prière et la méditation mettent l'âme et l'esprit en repos.

Le pneumogastrique (appelé aussi nerf vague) entre en fonction, libérant de l'acétylcholine. La tension artérielle baisse alors, le rythme cardiaque ralentit.

Le jaspe nous donne en quelque sorte le sens du rythme naturel de la vie et met un terme aux dérapages psychiques. Le traitement allopathique de l'arythmie cardiaque par les bêtabloquants opère une séparation entre l'âme et le corps, il entraîne un blocage psycho-végétatif, ôtant ainsi au patient toute possibilité de réguler ses émotions naturellement. Le jaspe est donc une véritable alternative aux bêtabloquants, qu'on pourrait lentement et prudemment supprimer au fur et à mesure que la pierre agit. Le jaspe apaise également les douleurs. Il faut le presser sur l'endroit douloureux, s'il s'agit d'une sciatique, le fixer avec un sparadrap sur la région où on a mal, et le laisser là trois jours et trois nuits.

Cristal de roche

Indications thérapeutiques: arythmie cardiaque due à une suractivité du pancréas, tachycardie, syncopes et goitre.

> Celui qui est sujet aux syncopes, bien que débordant de vie…, s'il sent parfois ses forces le quitter d'un seul coup, et qu'il tombe par terre, comme mort, qu'il prenne alors du cristal de roche, qu'il réchauffe au soleil et l'appuie sur son nombril et sous sa poitrine. Qu'il le fasse souvent, aussi longtemps que le soleil brille. Pendant que le cristal de roche chauffe au soleil, qu'il verse du vin dessus, et qu'il boive souvent de ce vin: les syncopes cesseront.

La tachycardie est provoquée par le sinus auriculaire, et les syncopes par une suractivité de la glande thyroïde. Cette glande déverse alors trop d'hormones dans le corps et le secoue démesurément. Le sujet transpire abondamment et maigrit, malgré un bon appétit. Cette suractivité glandulaire est freinée par l'application du cristal de roche sur l'endroit incriminé. On conseille de porter un collier de cristaux de roche, d'appliquer le cristal chauffé au soleil sur la glande thyroïde, le plexus solaire et la région du cœur pendant une demi-heure à une heure.

Chrysolite avec l'huile d'olive

Indication thérapeutique: névrose cardiaque, névrose d'angoisse, hypocondrie cardiaque, douleurs hystériques accompagnées de palpitations.

> Celui qui a des douleurs dans le cœur, qu'il trempe cette pierre dans de l'huile d'olive, puis la place sur l'endroit qui lui fait mal, et il ira mieux.

La chrysolite est particulièrement efficace pour faire cesser les névralgies intercostales, c'est-à-dire les douleurs cardiaques qu'un patient peut avoir au niveau du troisième espace intercostal gauche (lorsqu'il indique cet endroit avec l'index, alors que pour les douleurs cardiaques plus graves, il place sa main droite à plat sur son cœur, douleurs de l'angine de poitrine).

Onyx

Indications thérapeutiques: douleurs cardiaques, constipation.

> Celui qui a des douleurs au cœur, ou au côté, réchauffera un onyx dans ses mains ou sa peau, et fera chauffer du vin sur le feu; une fois le récipient retiré du feu, il tiendra l'onyx au-dessus du vin fumant, de sorte que la vapeur imprègne la pierre, puis il la mettra dans ce vin, qu'il boira aussitôt: ses douleurs au cœur et au côté s'en iront.

L'onyx a fait ses preuves, notamment en cas de tristesse, suite à une grave maladie, comme l'asthme ou le cancer. Le vin à l'onyx est également efficace contre les douleurs de la rate. L'onyx est un vrai remède cardiaque, qui soulage les douleurs dans le cœur et les fait disparaître.

Émeraude

Indications thérapeutiques : affections cardiaques, faiblesse cardiaque, crises de pseudo-épilepsie, crampes de l'estomac ou de l'intestin, syndrome de Roemheld, flatulences. L'émeraude est le remède le plus puissant de *l'art de guérir* de sainte Hildegarde. On peut l'utiliser pour toutes sortes de faiblesses et de maladies. Les malades doivent porter, dans ce cas, un collier d'émeraudes brutes, efficace et sans aucun danger : il donne des forces et de l'assurance. Avec l'émeraude, on obtient des résultats spectaculaires dans le cas du syndrome de Roemheld (disparition totale des flatulences) : il faut la fixer sur le nombril avec un bandage et la garder en place pendant trois ou quatre jours.

Eau diamantifère

Indications thérapeutiques : attaques d'apoplexie, paralysie latérale, artériosclérose, tête lourde sous l'effet de l'hypertension.

> Celui qui souffre d'artériosclérose (de la goutte), ou qui a une attaque d'apoplexie, c'est-à-dire une affection qui lui prend une moitié du corps, si bien qu'il ne peut plus bouger les membres de ce côté-là, qu'il fasse tremper un diamant dans du vin ou de l'eau pendant toute une journée, et qu'il boive cette eau : la goutte le quittera, même s'il avait l'impression que ses membres allaient se disloquer (comme avant une attaque d'apoplexie).

Utilisation :

faire tremper un diamant brut dans l'eau pendant 24 heures, puis utiliser l'eau recouvrant le diamant pour préparer boissons et aliments.

On peut boire aussi de l'eau diamantifère lorsqu'on sent venir l'attaque d'apoplexie. Après une crise, toute nourriture et boissons seront exclusivement préparées à l'eau diamantifère, ce qui permettra de faire disparaître plus rapidement toute paralysie.

L'art de guérir de sainte Hildegarde comporte trente-cinq remèdes cardiaques – une palette thérapeutique aussi large n'existe exclusivement que chez elle. La variété des remèdes préconisés est unique, de même que le nombre des indications thérapeutiques correspondant, et le souci permanent qu'elle a de guérir le cœur d'une façon globale.

Les cures pour le cœur les plus importantes ont été pratiquées à la clinique d'Allensbach. Elles n'étaient pas seulement destinées aux convalescents après un infarctus, mais surtout, et avant tout, à prévenir les maladies cardio-vasculaires.

Nous présentons maintenant un certain nombre d'aliments particulièrement aptes à maintenir le cœur en bonne santé. La plupart d'entre eux sont censés redonner la joie de vivre aux patients, notamment l'épeautre, l'avoine, le blé, le froment, les châtaignes, mais aussi les amandes douces, le fenouil et le vin.

Alimentation protectrice pour le cœur et les vaisseaux

Toute la diététique d'Hildegarde, en particulier le jeûne suivi d'une cure de régénération, est efficace pour prévenir les maladies du cœur et des vaisseaux sanguins. Le surpoids et une alimentation riche en graisses, contenant des hydrates de carbone non assimilables par l'organisme, représentant un facteur de risque, si bien que le fait de maigrir suffit déjà à régler un certain nombre de problèmes. Le jeûne normalise le taux des triglycérides et du cholestérol, protégeant ainsi les parois des vaisseaux sanguins des dépôts de déchets, et donc, également, le cœur. En Allemagne, la Société Fédérale pour l'Alimentation a plafonné le taux normal de cholestérol à 220 mg par 100 ml de sang et le taux des triglycérides à 150 mg par 100 ml de sang. Dans la mesure où les troubles du métabolisme des lipides sont la première cause des maladies du cœur, il est recommandé d'observer les règles de nutrition suivantes :

Éviter les graisses animales saturées, les glaces, l'huile en pain hydrogénée (dont l'huile de palme), de même que les fritures (les pommes frites) ! Éviter les aliments riches en cholestérol : jaunes d'œuf (un jaune d'œuf contient environ 300 mg de cholestérol), la peau des volailles, la viande hachée (hamburger), l'aiglefin, la carpe, le crabe, le caviar, la cervelle, les rognons et la langue, et aussi, la viande de bœuf, riche en cholestérol.

Éviter le sel : ne pas consommer plus de 3 g de sel par jour (environ 1 cuillerée à café). Tenir compte, en cela, des fromages, du pain et autres denrées qui contiennent déjà du sel. Nous recommandons donc de manger du pain d'épeautre aux herbes, dans lequel le sel a été remplacé par du galanga, du serpolet et du pyrèthre d'Afrique.

Limiter la consommation de boissons alcoolisées : se contenter de boire un seul verre de bière ou de vin par jour, et ne pas toucher aux liqueurs et eaux-de-vie, toutes très fortement alcoolisées.

Actuellement, des recherches scientifiques nouvelles donnent parfaitement raison à sainte Hildegarde qui écrivait, il y a huit cents ans : « Un régime alimentaire approprié permet d'éviter les maladies du cœur et des voies circulatoires. » Certaines viandes et certains poissons contiennent des acides gras particulièrement bénéfiques pour les vaisseaux. Par exemple, on a constaté que les Esquimaux et les Japonais souffrent assez rarement d'affections cardiaques. Or, ces peuples sont de gros mangeurs de saumon et de baleine, autrement dit, deux variétés de poissons contenant des acides gras qui ont la propriété de réduire le taux de cholestérol dans le sang. D'autres poissons sont également dans ce cas : la perche, le flétan, l'espadon, la morue, le brochet. De même, certaines huiles végétales qui contiennent des acides non saturés : l'huile de germe de maïs et de tournesol.

L'efficacité cardio-protectrice de l'épeautre

Pour avoir un cœur et des vaisseaux sanguins en bon état et bien protégés, il faut d'abord respecter un mode de vie en harmonie avec la nature et une alimentation saine. L'épeautre, par exemple, contient toutes les substances nutritives essentielles au bon fonctionnement de l'organisme.

D'après le professeur Weuffen, de l'université de Greifswald, l'épeautre ne contient pas seulement de précieux hydrates de carbone, des protéines, des acides gras non saturés, des vitamines, des minéraux et des oligoéléments, mais aussi des substances comme le thiocyanate ou rhodane. Le thiocyanate, antibiotique naturel, est indispensable pour la croissance et le maintien en bonne santé de l'organisme. En cas de déficience de ces substances vitales, la santé du cœur et des voies circulatoires en pâtit forcément.

L'épeautre nettoie les vaisseaux

L'épeautre protège les parois des vaisseaux sanguins contre la dégénérescence et la maladie. Lorsque les aliments ne contiennent pas suffisamment de substances protectrices et dépuratives, les cellules musculaires des vaisseaux sanguins se contractent et des petites fissures se forment. Le corps essaie de réparer cela par ses propres moyens. Comme il a été dit plus haut, des dépôts se forment : sang coagulé, calcium, graisse. Si ce processus d'autoprotection n'est pas interrompu (par un traitement adéquat), les vaisseaux peuvent même éclater et provoquer l'infarctus cardiaque ou cérébral, qui effraie tout le monde.

Il y a aussi un risque d'inflammation des varices, avec, pour conséquence, la thrombose ou l'embolie. L'alimentation à base d'épeautre est capable également de nettoyer les vaisseaux sanguins déjà obstrués ou enflammés, en particulier grâce au thiocyanate qui empêche les dépôts de graisse, toujours possibles, de se fixer sous forme de plaques. Cette molécule nettoie aussi les vaisseaux déjà obstrués et les dilate à nouveau.

Grâce à ses substances nutritives, et notamment le thiocyanate, l'épeautre nettoie les vaisseaux sanguins d'une façon naturelle et sans danger. Il protège l'organisme de l'artériosclérose ou, si elle est déjà là, déblaie les voies circulatoires et combat l'inflammation veineuse. Les organes vitaux sont ainsi mieux irrigués, d'où des répercussions bénéfiques sur l'organisme. Après une cure à l'épeautre, tous nos patients se sentent en meilleure forme, et ont plus de force. Une bonne irrigation sanguine préserve évidemment aussi du vieillissement prématuré.

Cette capacité qu'a l'épeautre de nettoyer les vaisseaux sanguins a pu être prouvée sur des milliers de patients. Les possibilités d'auto-guérison, parfois même spontanées, de l'organisme par l'intermédiaire d'une alimentation à base d'épeautre sont vraiment étonnantes. L'épeautre a fait ses preuves tout particulièrement sur des malades atteints d'angine de poitrine, de troubles de l'irrigation sanguine, de diabète et de varices. Son efficacité dans la guérison des inflammations veineuses est également spectaculaire.

Exemple de cas vécu :

Quinze jours après un long trajet en voiture, une patiente, âgée de 41 ans, a observé un gonflement douloureux dans sa cuisse. Finalement conduite à l'hôpital, on lui fait une échographie, et on décèle une thrombose qui n'est pas récente, avec occlusion de la veine profonde dans la jambe, qui s'étend jusqu'en bas de la cuisse. En fait, les veines fémorales et poplitées sont bouchées. Le caillot, non encore fixé, est détecté au niveau de la veine fémorale.

En réanimation, la patiente est traitée contre les streptocoques, avec des médicaments tels que la Streptoquinase et Uroquinase, qui lui donnent une forte fièvre. Les douleurs dans la jambe deviennent insupportables. Le traitement complémentaire, avec l'anticoagulant Héparine, provoque des démangeaisons allergiques. La jambe enfle, devient rouge et douloureuse : on commence une thérapie de Marcumar (diluant du sang). Deux semaines plus tard, rien n'a visiblement changé et la malade est renvoyée chez elle poursuivre le traitement : « Nous regrettons d'être obligés de vous renvoyer chez vous telle que vous êtes venue ! Votre médecin traitant viendra vérifier tous les quatre jours les résultats de la thérapie au Marcumar. » Peu de temps après, la plupart des effets secondaires du médicament, pourtant bien connus, apparaissent : écœurement, perte d'appétit, lésions aux reins et au foie.

La malade souhaite qu'on ne lui donne désormais plus rien d'autre que les remèdes de sainte Hildegarde. L'infection veineuse disparaît en deux semaines grâce à un traitement au jus d'orties, et à des compresses journalières de chanvre. Son alimentation est désormais entièrement basée sur l'épeautre et elle prend, trois fois par jour après les repas, des comprimés de galanga. Elle sent que sa jambe se rétablit et que les douleurs s'en vont : elle peut enfin bouger normalement.

Après trois mois, la patiente doit retourner à l'hôpital pour être de nouveau examinée à l'hôpital. « Madame, nous avons un travail fou, et vous nous faites perdre du temps avec cette jambe saine ! » L'examen actuel de la jambe n'a plus rien à voir avec le constat précédent : après la thrombose de la veine profonde de la cuisse droite, on peut constater à présent que la circulation est redevenue normale. Les veines poplitées et fémorales étant à nouveau complètement dégagées, le sang circule normalement. La circulation entre les membres inférieurs et le bassin est redevenue fluide. Aucune altération variqueuse n'est visible.

Suggestions de menus, pour malades cardio-vasculaires

Lundi

Midi : soupe de courgettes, pois chiches, avec légumes, pâté de châtaigne au galanga, laitue avec épeautre, Gelée aux fruits rouges.

Soir : bouchée à la reine garnie de marrons.

Mardi

Midi : bouillon de poule avec gnocchis de foie de volaille, cœur de fenouil gratiné, velouté d'épeautre, épeautre égrugé, laitue avec épeautre, crème à l'orange.

Soir : mouliné d'épeautre, marinade de légumes.

Mercredi

Matin : soupe aux châtaignes, pizza végétarienne avec fenugrec, pomme au gewürztraminer.

Soir : potage à la semoule de blé grillé, plat de légumes cuits variés.

Jeudi

Matin : soupe aux pois chiches, crêpes d'épeautre farcies, laitue avec épeautre, yaourt.

Soir : minestrone, crêpe de semoule d'épeautre avec compote de pommes.

Vendredi

Matin : velouté de courge-carotte, filets de truites/saumon au vin, laitue avec épeautre, marrons glacés.

Soir : potage aux herbes avec épeautre betteraves au raifort.

Samedi

Matin : potage de pied-de-veau aux croûtons, boulettes de légumes rissolées avec beurre aux herbes, laitue pommée aux grains d'épeautre, tarte aux pommes.

Soir : potage de flocons d'épeautre, salade de fèves et salade verte.

Dimanche

Matin : soupe aux marrons, ragoût de cerf avec pâtes fraîches d'épeautre, haricots verts et carottes, laitue avec épeautre, mousse au vin/sabayon.

Soir : pain d'épeautre avec garniture végétarienne, salade verte.

L'écosysteme du corps humain

Remèdes pour l'estomac et l'intestin

« Depuis plusieurs semaines, j'avais des douleurs gastriques. Puis, en l'espace de trois jours, mon état s'est soudainement aggravé : ventre ballonné, renvois gênants, écœurements, crampes très douloureuses. J'ai décidé alors de changer de régime alimentaire ! Pendant quelques jours, je n'ai mangé que du potage à la farine d'épeautre et de châtaigne, réglisse et poudre de polypode, et j'ai bu l'élixir à base de noix de muscade et de sauge. Je me sens désormais beaucoup mieux, Dieu merci ! »

L'estomac et l'intestin sont totalement interdépendants, de même que l'homme et le cosmos. L'intestin n'est pas seulement l'organe le plus grand, avec 5 à 7 mètres de longueur et 200 à 300 mètres carrés de surface, il est aussi le plus important par son rôle. Il contient dix fois plus de germes que l'organisme de cellules. C'est de la flore intestinale, écosystème intestinal, que dépendent pour une large part le bien être et la santé, puisque les défenses immunitaires y ont leur source à 80 %. Dès que l'équilibre de la microflore intestinale est rompu, l'immunité se dérègle, de même que le fonctionnement de l'ensemble des organes intérieurs. Les germes pathogènes de cette flore intestinale peuvent se multiplier à toute vitesse, leur nombre peut doubler en seulement vingt minutes, et les toxines, ainsi sécrétées, peuvent finir par empoisonner le sang et les organes : c'est la septicémie !

L'équilibre entre le système immunitaire et la flore intestinale est d'une importance primordiale pour les muqueuses et le cartilage articulaire. En effet, c'est là le point de départ des maladies d'auto-agression : névrodermite, rhume des foins, asthme, allergies, arthrose, arthrite et polyarthrite. Pour être efficace et amener à une véritable guérison, le traitement de ces maladies doit d'abord commencer par un assainissement de l'intestin.

L'intestin est, par ailleurs, l'organe le plus étroitement lié à l'âme. Il est la cible de toutes nos réactions psychiques : stress, peurs, inquiétudes ou soucis. Il peut, nous le savons tous, réagir de façon intempestive à une situation, ne serait-ce que par une forte diarrhée. En bref, on peut affirmer que l'intestin est le miroir de l'âme et de l'esprit, et qu'il nous renseigne sur l'état de notre système immunitaire.

La thérapie alimentaire

Une alimentation saine, l'équilibre entre les humeurs, les bons et les mauvais sucs, ainsi que le repos ont une action bienfaisante sur un intestin à l'écosystème perturbé. Le succès avec de l'alimentation préconisée par Hildegarde, à base d'épeautre, de fruits et de légumes, dépend, en définitive, de sa capacité d'harmonisation de la flore intestinale et du système immunitaire. C'est dans l'intestin qu'il faut chercher l'origine des maladies de civilisation, et c'est également là qu'est la clef de leur guérison.

Le fait de comprendre qu'estomac et intestin sont comme un écosystème à l'intérieur du corps, permet de saisir l'importance d'une bonne hygiène de vie. À partir de là, Hildegarde propose une remarquable thérapie de maintenance, de prévention, et de guérison.

Pour elle, les organes de la digestion ne sont pas uniquement ceux qui vont de la bouche au rectum. Elle range également parmi eux les glandes à sécrétion interne, qu'elle désigne du mot de *viscera*, et dont font partie également le pancréas, le foie, la vésicule biliaire, la rate, les ovaires, la glande surrénale, ainsi que la glande qui gouverne le tout, l'hypophyse. L'ensemble du métabolisme est dirigé par le système nerveux central et les glandes endocrines :

> Quand l'estomac est rassasié, le cerveau émet une substance qui actionne la digestion.

Ce processus de la digestion, tel que sainte Hildegarde le décrit, est extrêmement intéressant – mais peu pris en considération par les scientifiques de notre temps. Elle explique, par exemple, que si l'on stoppe la digestion d'une façon intempestive, c'est-à-dire trop tôt, ceci est forcément préjudiciable pour la santé. Que se passe-t-il alors en cas d'abus de laxatifs ?

Les maladies gastro-intestinales

La mauvaise haleine et l'odeur corporelle désagréable

Pourquoi les New-Yorkais sont-ils les plus grands consommateurs de déodorants ? Premièrement, parce que nulle part ailleurs au monde, on ne mange autant de « malbouffe » ; deuxièmement, parce que nulle part ailleurs au monde, les gens subissent autant de stress. Une alimentation malsaine et le stress sont les deux principales causes d'une mauvaise digestion. Une haleine fétide est bien plus le signe d'une mauvaise digestion que de poumons ou de dents infectées, qui en sont très rarement responsables. Sainte Hildegarde propose plusieurs remèdes efficaces contre l'haleine fétide :

- sauge ;
- fenouil.

Le vin de sauge élimine rapidement le symptôme, voire les mauvais sucs, alors que le fenouil est plutôt un remède de purification (carminatif) agissant sur la transpiration et conditionnant l'odeur corporelle.

Vin à la sauge

Indication thérapeutique: mauvaise haleine liée à des poisons extérieurs, erreurs alimentaires, maladies infectieuses, surabondance de flegmes.

Recette:

1 cuillerée à soupe de feuilles de sauge, ¼ litre de vin

Faire cuire à grand feu pendant 2 à 3 minutes, puis filtrer. En boire 2 ou 3 fois par jour.

Comprimés de fenouil

Indication thérapeutique: mauvaise haleine due à une mauvaise digestion (flatulences, constipation, troubles de la circulation sanguine).

> Sous quelque forme qu'on le consomme, le fenouil rend joyeux et suscite une chaleur agréable (une bonne irrigation sanguine), une bonne transpiration et une bonne digestion… Celui qui prend du fenouil le matin à jeun, ou des graines de fenouil, réduit les glaires et les substances putrides de son corps, et n'a plus mauvaise haleine.

Mâcher 3 à 5 comprimés de fenouil avant chaque repas, ou si besoin est.

Les brûlures d'estomac et les renvois

Les brûlures d'estomac sont dues à un excès d'acide biliaire (énervement, soucis). Cet excès d'acide passe avec le sang dans l'estomac où il provoque des brûlures désagréables. Il n'a pas de rapport avec l'acide sécrété par l'estomac, si bien que les antiacides sont incapables de soigner la cause du mal. La plupart des antiacides contiennent de l'aluminium, et provoquent des constipations par engorgement – ce qui est une des causes de la maladie d'Alzheimer. Il est donc préférable de recourir au fenouil qui élimine à coup sûr les brûlures d'estomac et qui, en outre, est sans danger. Il faut prendre entre 3 et 5 comprimés de fenouil avant les repas, ou plus en cas de nécessité. Le fenouil est tellement efficace que nous y voyons le meilleur remède que *L'art de guérir de Sainte Hildegarde* peut proposer. En cas de graves maladies de l'estomac, il faut, évidemment, traiter la cause en même temps.

L'adipose et l'embonpoint

L'adipose n'est pas seulement inesthétique, c'est également une maladie. Pour dire le vrai, l'adipose est une sorte de suicide lent, « le suicide par la fourchette et le couteau ». Sainte Hildegarde n'énumère que trois causes qui peuvent conduire à l'embonpoint, si prédisposition il y a :

- un goût immodéré pour la viande ;
- le fait de manger pêle-mêle n'importe quoi ;
- les bains chauds immodérés.

En général, le consommateur se laisse appâter par la publicité alléchante vantant les bienfaits de l'alimentation industrielle. On consomme trop de viande, trop de charcuterie, trop de fromage gras, trop de crèmes glacées et autres mets sucrés. Le chocolat, surtout, est traître : on en prend une barre, puis deux et toute la tablette y passe.

Les cures de jeûne les plus drastiques n'ont d'effet durable que si elles s'accompagnent d'un changement d'attitude, c'est-à-dire quand la *discretio* redevient la mesure de toutes choses. Il faut donc réduire considérablement la consommation de viande, de fromage gras et d'œufs. C'est ainsi, et pas autrement, qu'on retrouvera un poids normal.

Sainte Hildegarde conseille alors d'adopter un régime alimentaire plus ou moins végétarien, à base d'épeautre, de fruits et de légumes, et de ne pas perdre de vue un certain nombre de secrets culinaires :

Viande d'autruche

La viande d'autruche est recommandée aux personnes obèses et vigoureuses, car elle fait fondre l'excès de chair, tout en fortifiant. Mais elle n'apporte rien aux maigres et aux faibles.

Pain de seigle

Pour tous ceux qui grossissent, parce qu'il fait fondre les chairs superflues et néanmoins, préserve les forces.

Potage à la tanaisie

Celui qui a l'estomac lourd et pesant après avoir mangé différents mets inappropriés, qu'il fasse cuire une soupe (bouillon d'os ou de poule), sans légumes ni herbes. Qu'il verse ensuite dedans les feuilles de tanaisie fraîche et fasse cuire le tout à nouveau ; qu'il mange souvent de ce potage (une fois par jour). Son estomac retrouvera légèreté et souplesse, et sa digestion redeviendra normale.

Avec les poissons, les kilos s'éloignent à la nage…

dit un proverbe allemand. En effet, nous voyons que la cuisine d'Hildegarde recommande les poissons prédateurs, comme le brochet, la perche, le gardon et le cabillaud.

La chair de poule (poulet)

La viande de poule est recommandée aux bien portants, parce qu'elle ne provoque pas de graisse superflue.

En cas d'embonpoint, il faut absolument éviter :

Trop de beurre

Celui qui a trop de graisses ne mangera que peu de beurre, afin que ses tissus malades ne gonflent pas davantage.

En fait, il n'est pas interdit de manger du beurre car c'est un bon aliment, mais il faut en manger peu. La margarine ne peut pas remplacer le beurre.

Les fromages gras

Celui dont les chairs sont souples, pleines et bien hydratées, peut manger sans dommage du fromage (blanc) frais.

Le miel

Si une personne grasse mange souvent du miel, il génère des substances putrides dans son corps… mais le miel cuit et écumé n'est pas mauvais, ni pour les obèses, ni pour les maigres.

Le chou

Il est mauvais pour les obèses, parce que leurs chairs sont déjà saturées d'humeurs. Il leur nuit presque autant qu'aux malades.

Les affections de l'estomac

La cure de vin à l'absinthe de printemps est un remède universel pour l'estomac et l'intestin. Il protège la santé des biens portants et supprime la faiblesse de reins chez ceux qui souffrent de l'estomac, ou de troubles digestifs en général. Lorsque l'estomac fonctionne mal, il entraîne une mauvaise élimination des déchets par les reins.

L'absinthe doit ses propriétés à des substances amères et à ses huiles aromatiques, assurant une bonne irrigation de l'estomac et des reins par le sang. Selon le docteur Zimmermann, de l'Hôpital des Soins Naturels, à Munich, les substances amères stimulent la sécrétion des sucs digestifs dans l'estomac, le pancréas, le duodénum, le foie et la vésicule biliaire. De plus, ces mêmes substances stimulent tout le système immunitaire, l'absinthe libérant des anticorps dans la bouche, l'œsophage, l'estomac et l'intestin. Enfin, grâce aux huiles essentielles, l'absinthe permet une bonne irrigation sanguine des reins, donc normalise leur fonctionnement. C'est pourquoi Hildegarde écrit :

> L'élixir à l'absinthe chasse la maladie des reins (*lanksucht*), et la mélancolie qui est en toi ; de plus, il améliore la vue, fortifie le cœur, empêche le poumon de s'affaiblir, réchauffe l'estomac, nettoie l'intestin et t'assure une bonne digestion.

Vin d'absinthe

Indications thérapeutiques : différentes maladies organiques, du cœur, des poumons, de l'estomac, des yeux, de l'intestin ; mais aussi maladies nerveuses, artériosclérose (en préventif), inflammation de l'estomac, sensibilité aux refroidissements (bronchite, grippe), vieillissement prématuré ; mélancolie, faiblesses des jambes, leucorrhée, infections des organes génitaux.

Recette : voir p. 55.

Utilisation : de mai à octobre, un jour sur deux, boire à jeun un verre à liqueur (20 ml) avant le petit-déjeuner (dans le texte original, sainte Hildegarde dit : « Chaque troisième jour », ce qui veut dire : qu'on en prend le premier jour, qu'on fait une pause le deuxième et qu'on en reprend le troisième). Dans les cas aigus, on peut prendre de l'absinthe pendant toute l'année. Aux enfants, on donnera une quantité réduite (1 cuillerée à café à une cuillerée à soupe, au maximum).

Les douleurs gastriques liées à une inflammation de la muqueuse (gastrite, gastro-entérite, ulcère de l'estomac ou de l'intestin)

Les excès alimentaires, le fait de manger pêle-mêle n'importe quoi, un régime à base de crudités, une alimentation trop riche en matières grasses, sont autant de facteurs qui produisent dans le corps des humeurs viciées, pathogènes, malodorantes, endommagent l'estomac et le dérèglent, ainsi que l'organisme tout entier.

La muqueuse de l'estomac peut être endommagée non seulement par une mastication insuffisante, mais aussi à cause des denrées avariées, par l'abus d'alcool ou de médicaments, la tabagie, le café, le fait de manger trop chaud ou trop froid, et par les maladies infectieuses de l'estomac et de l'intestin. Quant aux ulcères, ils ont plus ou moins la même cause que l'inflammation de la muqueuse stomacale. Mais, là aussi, il faut tenir compte des causes qui ont leur origine dans l'âme – surtout à l'âge mûr, et davantage encore chez les hommes que chez les femmes –, voire des conditions climatiques, puisque nous avons pu remarquer que les ulcères se déclarent plus fréquemment au printemps et à l'automne.

Les symptômes caractéristiques de l'ulcère de l'estomac sont les douleurs gastriques proches de la crampe, se font sentir surtout pendant les repas, ou juste après (douleurs avancées), et sont accompagnées de renvois, de vertiges et de vomissements. Mais l'ulcère du duodénum est plus fréquent que l'ulcère d'estomac. En cas d'ulcère du duodénum, on a des douleurs le ventre vide, c'est-à-dire entre les repas, et également pendant la nuit (douleurs tardives). Ces douleurs disparaissent dès qu'on avale, ne serait-ce que quelques bouchées.

La grande cure pour l'estomac, selon sainte Hildegarde, dure dix jours. C'est une méthode de guérison radicale des troubles d'estomac, avec disparition complète des douleurs. Pendant ces dix jours, le patient boit de l'élixir de pivoine, et mange un « hors-d'œuvre » fait d'élixir de pivoine, de farine d'épeautre et de jaunes d'œufs :

Élixir de pivoine

Indications thérapeutiques : flatulences, dyspepsie, gastrite chronique.

Recette :

200 ml de teinture Mère de pivoine
50 ml de teinture Mère de linaire
40 g de bouillie de quintefeuille (potentille)
600 ml de bon vin

Faire bouillir le tout, puis filtrer. Ensuite, faire rebouillir 2 ou 3 fois avec une résistance chauffante immergeable : pendant l'ébullition, ajouter 1 pincée de poudre de galanga ou bien 1 pincée de pyrèthre d'Afrique, avec 1 pincée de poivre moulu. Boire 1 verre à liqueur de cet élixir réchauffé avant le repas de midi, pendant cinq jours.

Puis, pendant les 5 jours suivants, manger une fois par jour, un « hors-d'œuvre » fait de :

1 verre à liqueur d'élixir de pivoine
1 cuillerée à soupe de farine d'épeautre
1 jaune d'œuf
un peu d'eau

Bien mélanger le tout et mettre à chauffer, sans aucune matière grasse. Manger de ce hors-d'œuvre avant le repas de midi, et cela pendant cinq jours. De temps en temps, on peut compléter cette cure avec un verre de vin d'hysope :

3 cuillerées à soupe d'hysope fraîche
1 litre de vin

Faire macérer l'hysope fraîche dans le vin pendant vingt-quatre heures. Les cinq derniers jours de la « grande cure pour l'estomac », boire, en plus du hors-d'œuvre « de pivoine », 1 verre à liqueur de ce vin d'hysope.

Élixir de sauge sclarée

Indications thérapeutiques : gastrite, ulcères d'estomac ou du duodénum, suppuration de l'estomac, estomac délicat, faiblesse digestive, insuffisance digestive, perte d'appétit.

Recette :

10 g de feuilles de sauge sclarée (*salvia sclarea*)
6 g de menthe pouliot
2 g de graines de fenouil
50 g de miel écumé
1 l de vin blanc (bio)

Faire bouillir le tout. Filtrer et verser dans un bocal stérilisé.

Boire un à deux verres à liqueur de cet élixir après le repas de midi et le repas du soir. Si l'estomac est très sensible, commencer la cure avec une dose réduite, une cuillerée à soupe, par exemple.

L'élixir de sauge sclarée est le principal remède proposé par Hildegarde pour combattre l'inflammation chronique de la muqueuse de l'estomac. Celle-ci est due principalement à une sécrétion insuffisante de sucs gastriques, qui peut finir par provoquer des ulcères. Or, un ulcère d'estomac mal soigné peut, à son tour, susciter un cancer. Le blocage de la sécrétion d'acidité gastrique à l'aide de H2-bloquants, médicament utilisé couramment dans le cas d'ulcère d'estomac, n'est pas une solution, à cause du risque de graves complications. Les H2-bloquants en effet, l'hydrolisation des protéines, ce qui peut provoquer la putréfaction du bol alimentaire et, de là, une moindre résistance de l'estomac aux bactéries. On peut craindre alors la prolifération du redoutable *helicobacter pylori*, considéré comme responsable de la formation de certains ulcères d'estomac et de l'intestin. L'infection du pylore est une maladie courante maintenant et les soins allopathiques ne font qu'aggraver les ravages qui s'opèrent dans la flore intestinale. *L'art de guérir de Sainte Hildegarde* propose une thérapie à base de galanga et de vitamine C à haute dose, laquelle élimine l'infection, mais sans aucun effet secondaire.

Pour faire disparaître les pesanteurs de l'estomac et les douleurs spasmodiques, on peut prendre des comprimés de fenouil (de même qu'après une opération de l'estomac). L'efficacité du fenouil est due aux propriétés antispasmodiques et carminatives (de purification) de son huile essentielle :

> Si on mange de la viande, ou du poisson grillé, et ou tout autre plat grillé, et qu'on ressent des douleurs, il faut prendre immédiatement du fenouil (bulbes et graines), et les douleurs diminueront.

Mélange de poudres à base de gingembre

Ce mélange de poudres à base de gingembre est un autre remède précieux contre la gastralgie, les ulcères d'estomac et du duodénum, les coliques ombilicales et la gastrite.

Recette :

10 g de gingembre
20 g de poudre de racine de galanga
5 g de zédoaire

Mettre deux à quatre pincées de ce mélange dans un demi-verre de vin rouge, après le repas de midi et le soir, avant le coucher. Faire une cure de deux à quatre mois.

Baume au sapin

Indication thérapeutique : douleurs gastro-intestinales, affections du pancréas, de la rate et de la vésicule biliaire, crampes, coliques, maux de tête liés à l'hypertension (précédant une attaque d'apoplexie), sinusite.

Le baume au sapin est particulièrement efficace dans les cas d'affections gastro-intestinales dues au stress, mais également pour activer la digestion chez les patients ayant peu de sucs gastriques. Dans le cas de diabète, même la production d'insuline est augmentée, grâce à ce baume.

Recette :

- 50 g d'aiguilles de sapin du printemps (avec bois et écorce)
- 25 g de feuilles de sauge
- 100 g de beurre de vache du printemps
- 250 ml d'eau

Couper finement aiguilles, écorces et bois de sapin avec les feuilles de sauge. Faire bouillir dans un peu d'eau et réduire en bouillie, puis ajouter le beurre et faire fondre en remuant continuellement, jusqu'à refroidissement. Séparer ensuite l'eau de la crème, verser dans un pot et conserver au frigo.

On se masse d'abord le cœur, puis le ventre jusqu'au nombril. En cas de maux de tête, on peut masser toute la tête, mais surtout les tempes et le front. Ce baume donne également d'excellents résultats en cas de douleurs du sinus frontal ou du sinus maxillaire. Il faut alors, pratiquer des massages extérieurs, mais on peut, également, masser l'intérieur des fosses nasales.

Bouillie de châtaignes

Indications thérapeutiques : affections gastro-intestinales (ulcères, gastrites), affections du pancréas, du foie et de la vésicule biliaire.

Celui qui souffre de l'estomac fera cuire des fruits du châtaigner (3 à 5 châtaignes par exemple, ou 2 à 3 cuillerées à soupe de farine de châtaigne) dans de l'eau (pendant vingt minutes). Il écrasera le tout en bouillie, puis dans un grand bol, mélangera un peu de farine d'épeautre (3 cuillerées à soupe), de l'eau, un peu de poudre de rhizome de réglisse (1 cuillerée à café bien pleine), et un peu moins de poudre de polypode vulgaire (1 cuillerée rase). Il fera cuire le tout, puis mangera cette bouillie : son estomac sera nettoyé, réchauffé et fortifié.

Recette :

Il est bon d'ajouter à la bouillie d'épeautre quotidienne, soit une cuillerée de farine de châtaigne ou, selon la saison, des châtaignes fraîches que l'on écrase. On assaisonne avec un peu de poudre de réglisse (une cuillerée à café : 60 g), et une petite cuillerée à café de poudre de polypode : 40 g. Cette cure de quatre semaines fait disparaître définitivement les ulcères d'estomac et du duodénum. Elle est particulièrement indiquée au printemps et à l'automne et doit être poursuivie pendant 4 à 6 semaines.

En cas d'affections gastro-intestinales, le régime alimentaire de sainte Hildegarde privilégie l'épeautre. Pour neutraliser l'excès d'acidité gastrique, on peut boire aussi du lait d'amandes, autre remède efficace. Avec un mixeur, on réduit des amandes dans de l'eau pour obtenir une boisson laiteuse. Le lait de chèvre est également un bon remède, à la fois contre l'excès d'acidité gastrique et l'inflammation de la muqueuse stomacale.

En cas d'affections gastro-intestinales, sont à éviter :

- tous les fruits acides ;
- les crudités ;
- les fritures et tous les aliments cuits dans de la graisse ;
- le tabac, l'alcool, le café et le chocolat ;
- les condiments forts comme la moutarde et le piment ;
- le sucre et les produits sucrés, notamment les boissons du type *soda*.

Ortie

La médecine populaire utilise l'ortie dans différents cas, car elle a la capacité de drainer le sang. Sainte Hildegarde recommande d'utiliser les feuilles comme complément aux légumes, dans des boulettes ou des quenelles bouillies, parce que l'ortie nettoie l'estomac et élimine les mucosités :

> Quand l'ortie sort fraîche de la terre, elle convient bien à l'alimentation de l'homme, parce qu'elle purifie l'estomac de ses glaires. Et cela quelle que soit l'espèce utilisée.

Au printemps, on fera cuire les feuilles d'ortie avec le plat principal. En hiver, on consommera les feuilles fraîches réduites en poudre.

Armoise

L'armoise peut accompagner les plats de viande (agneau ou chèvre), ou bien être utilisée cuite, comme condiment. Elle est surtout efficace en cas de gastrite ou d'ulcère de l'estomac :

> L'armoise est très chaude et sa sève très utile, et, mangée en marmelade, elle soigne les viscères et réchauffe le corps, particulièrement l'estomac malade. Celui qui a mal fera cuire de l'armoise avec de la viande ou de la graisse, ou la mangera en compote ou en condiment. Les substances putrides dues à des aliments et des boissons pris antérieurement, seront alors éliminées.

Cornouilles

(Voir les caractéristiques p. 74)

Vin de laurier

Indications thérapeutiques : fièvre gastrique, encrassement de l'organisme, catarrhe, cicatrices douloureuses, dues en particulier à un ulcère d'estomac ou de l'intestin.

Le vin de laurier est utile en cas de gastrite et de douleurs à l'estomac accompagnées d'une sensation de fièvre (cette fièvre que le thermomètre n'indique pratiquement pas)

Recette :

1 cuillerée à café de baies de laurier

1 verre de vin rouge

Faire bouillir le tout pendant deux à trois minutes, puis filtrer. Boire de ce vin chaud à petites gorgées, le soir avant de se coucher (sauf en cas de douleurs aiguës dues à un ulcère d'estomac ou d'intestin, ou à un cancer de l'estomac !).

Gâteaux au laurier

Indications thérapeutiques : gaz, flatulences, diabète, mauvaise haleine.

Sainte Hildegarde dit à ce sujet :

Si ton estomac et ton intestin dégagent une mauvaise odeur, au point que ta salive s'en trouve affectée, presse des baies de laurier à froid pour en extraire l'huile. Tu la mélangeras à de la farine et confectionneras des gâteaux. Ces gâteaux purifieront ton estomac et ton intestin, ils viendront à bout de la puanteur et te donneront des humeurs saines.

Rue officinale (ruta graveolens)

Indications thérapeutiques : dépressions, agitation, saignements entre les règles, diabète, dysfonctionnement hormonaux, troubles de la digestion, engorgement biliaire, ulcère du duodénum.

À la fin de chaque bon repas hildegardien, il faudrait manger systématiquement un plat assaisonné avec de la rue (amère). La rue apaise les brûlures d'estomac indésirables, et supprime la sécrétion de bile noire. Enfin, c'est un bon remède contre la mélancolie.

Les vertus de la rue sont grandes en milieu humide et elle est excellente contre les aigreurs sèches (atrophie) qui tourmentent l'homme manquant d'humeurs saines. Elle est meilleure et plus efficace crue, que sèche et pulvérisée. La manger, réprime l'ardeur mauvaise du sang. Car la chaleur de la rue diminue la mauvaise chaleur de la mélancolie (la bile noire) et tempère la mauvaise froideur. Si bien que l'homme mélancolique se sentira mieux lorsqu'il l'aura mangée à la fin du repas. De même, celui qui a mangé quelque chose qu'il ne supporte pas, mangera de la rue et ses douleurs s'atténueront.

Les troubles de la digestion, la digestion difficile (dyspepsie)

Par « dyspepsie », j'entends les processus de fermentation et de putréfaction qui affecte l'estomac et l'intestin, à la suite de certains troubles des voies digestives, c'est-à-dire aussi longtemps que le foie, la vésicule biliaire et le pancréas ne sont pas atteints. Voici, en principe, les facteurs responsables des douleurs d'estomac : surcharge de l'estomac par les crudités, les mets trop lourds ou trop secs (fumés), donc plutôt indigestes. Dans le cas de troubles moins importants, les symptômes sont les suivants : fréquentes selles molles, flatulences, manifestations gastro-cardiales (syndrome de Roemheld) accompagnées de crampes en haut de l'abdomen, avec pression sur le cœur, pouvant déclencher des coliques hépatiques, voire un infarctus.

Le patient éprouve une sensation de lourdeur, il a mal au cœur et envie de vomir. En général, son corps rejette des débris d'aliments mal digérés, mais aussi des gaz putrides. Son sang contient également des substances putrides. Si les troubles sont graves, l'estomac est gonflé et la personne, est prise de coliques spasmodiques, voire de diarrhées extrêmement violentes.

Pour sainte Hildegarde, les troubles digestifs sont à l'origine de toutes les maladies chroniques :

> Quand le métabolisme est perturbé par des maladies ou un régime alimentaire inapproprié et pathogène, les humeurs peuvent chasser les aliments et les boissons non digérés hors du corps… Lorsque les humeurs viciées prolifèrent, elles produisent une fumée vaporeuse (gaz intestinaux putrides, flatulences), puis se répandent

dans les viscères et dans tout le corps, déclenchant toutes sortes de maladies graves.

D'où la possibilité d'une réaction d'affections en chaîne car, ajoute sainte Hildegarde :

La maladie de l'estomac provoque des douleurs aux côtés, qui, ensuite, se propagent dans la région iliaque (douleurs dans les reins, les hanches, le dos, le bas-ventre)... Lorsque l'estomac est affaibli par des mauvais aliments, donc nocifs, et que la digestion devient impossible, on a dans l'estomac une sensation de douleur ; une fumée, ou un brouillard, atteint les côtés, semblable à la fumée épaisse et âcre qui se dégage du bois encore vert. Cette fumée (gaz putrides) arrive dans les intestins, où elle forme comme un nuage noir. Elle envahit les intestins, aussi naturellement que la fumée d'un feu de bois s'élève dans la cheminée.

Ainsi, toute faiblesse et toute douleur dans l'estomac envahissent rapidement les intestins, à cause des mauvaises habitudes alimentaires.

Pour stimuler la digestion, sainte Hildegarde conseille une sorte de remède universel, le « Sivesan », mélange de poudre à base de fenouil (voir la recette p. 131). Il a la capacité, non seulement de guérir les maladies, mais aussi de préserver la santé.

Le « Sivesan » régule le métabolisme et la circulation sanguine, aussi est-il tout particulièrement indiqué pendant la convalescence suivant une maladie ou une intervention chirurgicale. Par ailleurs, il combat efficacement les suées fréquentes, qui sont toujours un signe de mauvaise santé.

Hildegarde met clairement en garde contre les purgatifs, comme les sels de Glauber (sulfate de sodium), ou les laxatifs, comme l'élixir du Suédois, ou les feuilles de séné, préconisés par la médecine populaire, et qui peuvent provoquer des lésions cardiaques graves. La perte de minéraux qu'ils entraînent a souvent pour conséquence des troubles du rythme cardiaque. En outre, Hildegarde insiste sur le fait que les nutriments pour le cœur – qui se préparent dans l'intestin – ne sont disponibles qu'après dix jours. Les purgatifs les évacuant du corps, le cœur en pâtit forcément. Nous l'avons constaté sur nombre de patients cardiaques. Il ne faut pas confondre ces purgatifs avec une purge effectuée dans l'esprit hildegardien.

Sainte Hildegarde propose un dépuratif tout à fait différent : des gâteaux au gingembre qui n'éliminent que les humeurs viciées et retiennent tous les bons sucs. Elle s'explique :

> Ceux que la paralysie goutteuse démoralise et que tourmentent les humeurs viciées... ont avantage à utiliser les poudres d'herbes nobles et bienfaisantes pour préparer des gâteaux, parce que leur arôme, agréable et précieux, se mélange à la fumée nuisible dégagée par les mauvais sucs. Il la fait disparaître peu à peu cependant qu'il neutralise et affaiblit les sucs.

Gâteaux dépuratifs au gingembre

Indications thérapeutiques : constipation, maladies du « mois d'août », convalescence, indigestions, lourdeurs d'estomac, catarrhe chronique, troubles hépatiques, troubles du métabolisme, excès de cholestérol.

Les gâteaux au gingembre sont un dépuratif aux effets complexes. Ils ont néanmoins la propriété de réguler le métabolisme chez des sujets souffrant de rhumatismes, d'abaisser le taux d'urémie en cas de goutte, voire les taux de cholestérol et des triglycérides dans le sang, comme nous avons pu le vérifier sur des patients souffrant d'embonpoint. Cette cure, si elle est accompagnée du régime alimentaire hildegardien, est un des meilleurs moyens de réguler le taux des lipides dans le sang, et de prévenir les maladies de civilisation liées à une alimentation inappropriée, comme c'est le cas pour les rhumatismes (ou les maladies du cœur et des voies circulatoires). Les biscuits au gingembre n'éliminent pas seulement les déchets et les toxines mais aussi les substances putrides, donc oncogènes, qui peuvent se trouver dans l'estomac et l'intestin. On a bien raison de les appeler le « remède universel », parce qu'ils réservent la santé et préviennent les maladies.

À l'inverse des sels de Glauber, les gâteaux au gingembre n'ont pas d'effet laxatif violent, mais ils n'en sont pas moins efficaces. Il faut en manger le matin à jeun, au lit, et ne pas se lever tout de suite. Prendre garde aussi de ne pas se refroidir (éventuellement augmenter le chauffage ou raviver le feu dans la cheminée).

D'après sainte Hildegarde, les gâteaux au gingembre sont recommandés dans le cas de maladies de l'estomac et de l'intestin (dyspepsie, constipation), du foie et de la vésicule biliaire (calculs biliaires, inflammation de la vésicule biliaire), de la rate et du cœur ; également dans le cas de maux de tête, de danger d'attaque d'apoplexie, de maladies des reins et de la peau (eczéma, acné, furonculose), les troubles du métabolisme (adipose, goutte, diabète), d'inflammations et de dépôts liés aux maladies des yeux ou des oreilles.

Ces gâteaux dépuratifs peuvent même être consommés par les personnes qui souffrent de l'estomac, car ils ont des propriétés analgésiques. Sainte Hildegarde les recommande aussi pour prévenir les maladies se déclenchant surtout pendant l'été, particulièrement en août (diarrhées d'été, poussées de sclérose en plaques, paralysie infantile-poliomyélite).

Pour Hildegarde, les cures dépuratives sont l'unique remède contre les maladies de l'estomac et de l'intestin, dont le symptôme est presque toujours la constipation. On peut également conseiller de manger du foie de silure grillé, qui est un vrai régal.

Foie de silure

Indications thérapeutiques : gastrite, constipation, anémie pernicieuse.

> Le foie de silure (grillé), attire pour ainsi dire à lui les glaires et les pus présents dans l'estomac. Ils se mêlent à lui et sont évacués en même temps que lui par les selles, si bien que l'estomac et l'intestin redeviennent sains.

Le foie de silure est un remède si radical qu'il est pratiquement capable de guérir toutes les maladies gastriques, y compris le déficit important d'acidité dans l'estomac, et l'anémie pernicieuse.

Épices et herbes aromatiques (purification et stimulation)

Les herbes, aromates et épices ont un rôle important de purification et de stimulation, lorsqu'ils sont bien utilisés. Sainte Hildegarde indique un certain nombre d'herbes, d'aromates et d'épices, capables, à la fois de purifier l'estomac et l'intestin, et d'apaiser les spasmes, surtout lorsque des flatulences provoquent des renvois fréquents et multiplient les vents.

D'autre part, leurs substances amères assurent une bonne irrigation sanguine de la paroi stomacale et intestinale, ce qui a un effet bénéfique sur la digestion.

La laitue stimule la digestion, d'où sa place permanente et indispensable sur la table hildegardienne :

> Que celui qui veut manger de la salade la fasse d'abord mariner à deux reprises dans de l'aneth ou du vinaigre, ou dans quelque autre sauce ; qu'il l'y laisse quelques minutes. Ainsi préparée, elle fortifie le cerveau et permet une bonne digestion.

Pour rendre la salade verte encore plus digeste, on peut ajouter 2 ou 3 cuillerées à soupe bien pleines de grains d'épeautre complets, bien cuits, froids ou chauds. Certaines maladies de la peau, comme éruption de boutons, furonculose, eczéma, indiquent très souvent une mauvaise digestion. Dans ce cas, il faut manger de l'atriplex (connu également sous le nom d'arroche), sorte de mauvaise herbe qui pousse dans les jardins et le long des clôtures :

> L'arroche assure une bonne digestion si des tumeurs ganglionnaires (scrofules) poussent chez l'homme, il faut alors en manger souvent comme légume accompagné d'une quantité moins importante d'ail des ours (*alium ursinum*) et d'une quantité encore moindre d'hysope : les scrofules disparaîtront.

Le cresson de fontaine (cuit à l'étuvée) permet, lui aussi, de bien digérer :

> ... celui qui a du mal à digérer, fera cuire à l'étuvée du cresson des fontaines dans une marmite (parce que sa viridité lui vient de l'eau), et sa digestion en sera améliorée.

Hildegarde décrit également plusieurs espèces de menthe qui, à la fois, relèvent le goût des aliments et favorisent la digestion :

> Celui dont l'estomac est froid et qui a du mal à digérer devra manger de la viande ou du poisson assaisonnés avec la menthe des champs, crue ou cuite : et elle réchauffera son estomac et facilitera sa digestion.

La menthe aquatique permet non seulement de bien digérer et de guérir l'essoufflement en cas d'obésité, mais elle constitue aussi un condiment savoureux :

> Quand on a l'estomac alourdi par trop d'aliments et de boissons et qu'on se sent poussif, il faut manger souvent de la menthe aquatique, crue ou cuite, soit avec de la viande, soit ajoutée à des soupes ou à des marmelades. On se sentira léger, car les entrailles, grasses et chaudes, en seront rafraîchies...

> ... Celui qu'un poumon malade rend asthmatique, crache des glaires et tousse au moindre mouvement. Par contre, celui que la graisse, les aliments trop riches et les boissons trop nombreuses ont rendu poussif, respire avec difficulté, mais ne crache pas. C'est là la différence qui permet de faire un bon usage de la menthe

aquatique. (Bien sûr, la menthe aquatique est surtout recommandée dans le premier cas.)

La menthe crépue est, à la fois, un bon remède contre les rhumatismes et un aromate agréable :

> De même que le sel augmente le goût d'un aliment à condition de ne pas en mettre trop, ni trop peu, mais juste la bonne quantité, ainsi la menthe crépue avec la viande, le poisson ou d'autres mets, et même la marmelade, donnera un bon goût au plat. Elle réchauffera l'estomac et permet de bien digérer.

Quiconque a l'estomac abîmé, dit sainte Hildegarde, peut se purifier avec la menthe pouliot :

> Celui qui ajoute souvent de la menthe pouliot crue, les feuilles ou la sève, à la viande, verra son estomac se réchauffer (gastrite). De même, si son estomac est rempli de poisons, c'est-à-dire de pus, elle le purifiera et le guérira.

Chez les personnes âgées, les problèmes digestifs ont tendance à diminuer l'acuité visuelle. L'effet de la menthe pouliot peut alors être renforcé par du vinaigre :

> Prends de la menthe pouliot avec une quantité égale de vinaigre et de miel. Bois souvent de ce mélange avant de passer à table, car il te nettoiera l'estomac et te donnera une vue claire.

Menthe pouliot au vinaigre

100 ml de vinaigre de vin
100 ml de miel liquide chaud
2 ou 3 pincées de menthe pouliot en poudre
un peu d'eau

Bien mélanger le vinaigre de vin au miel, puis ajouter un peu d'eau et 2 ou 3 pincées de menthe pouliot en poudre. Boire tous les jours un verre à liqueur de cette boisson (ceux qui la trouvent trop forte peuvent la diluer dans une tasse d'infusion de fenouil). Faire une cure de plusieurs semaines, voire de plusieurs mois.

Ce remède améliore l'acuité visuelle, fortifie l'estomac et stimule l'irrigation sanguine de l'estomac et de la vessie, aussi est-il efficace en cas d'infection des voies urinaires.

Parmi les remèdes hildegardiens pour l'estomac et les intestins, il faut également citer l'élixir de sanicle.

Élixir de sanicle

100 g	de sanicle fraîche avec racines
2 l	d'eau
300 g	de miel
50 ml	de jus de réglisse

Bien laver la sanicle et hacher feuilles et racines. Puis faire bouillir dans l'eau à grand feu, pendant 5 minutes. Ajouter le miel et la réglisse, et remettre à bouillir une deuxième fois, mais seulement pendant 2 minutes. Filtrer et verser dans des bouteilles stérilisées. Boire 1 verre à liqueur de cet élixir après les repas, 3 fois par jour.

L'élixir de sanicle est particulièrement recommandé pour combattre les douleurs dans les « viscères » (*viscera*), c'est-à-dire les douleurs de l'abdomen, organes génitaux compris. Il soigne même la tuberculose génitale et les kystes.

En cas de troubles de la digestion, il ne faut pas oublier non plus le pyrèthre d'Afrique : il faut ajouter deux ou trois pincées aux aliments, avant la cuisson, ou bien le saupoudrer sur les plats après la cuisson. Sainte Hildegarde écrit :

> Le pyrèthre d'Afrique diminue les substances putrides présentes dans l'organisme et produit un sang de qualité. Il redonne des forces, même aux moribonds. Il assure une bonne digestion, et ne laisse rien sortir du corps qui ne soit digéré.

Le pyrèthre d'Afrique a une si bonne réputation qu'on a maintenant du mal à en trouver. Il est devenu très cher : son prix a doublé en un an ! Aussi serait-on bien inspiré de le cultiver dans nos régions.

La constipation

Le dicton le dit très bien: «Avec des selles régulières, la santé est déjà à moitié assurée.» C'est d'elles que dépendent le bien-être physique et psychique, et la bonne humeur! Le docteur Hertzka et moi-même avons consacré un chapitre entier à la constipation, dans notre livre *Les secrets de cuisine de sainte Hildegarde.* Les médecins d'autrefois connaissaient la devise: «Guérit bien qui purge bien». Là encore, sainte Hildegarde rend responsable l'excès de nourriture, les régimes à base de crudités et la mauvaise habitude de manger pêle-mêle n'importe quoi:

> L'appareil digestif est (ainsi) privé des sucs (nécessaires), de sorte que l'estomac devient froid (faute d'une bonne irrigation sanguine) et que les glaires se multiplient; le bol alimentaire durcit alors dans l'estomac et l'intestin, et l'homme malade... Celui qui souffre de l'estomac et de l'intestin, parce qu'il digère mal, a une moins bonne vue.

Hildegarde ne conseille aucune méthode dépurative de longue durée qui, selon elle, entraînerait des maladies du foie, de la rate, du poumon et du cœur:

> Tout mets approvisionnant les tissus en graisse sont digérés pendant la nuit suivante; les aliments apportant aux viscères (glandes) les substances nutritives nécessaires à leur bon fonctionnement sont digérés le lendemain; et ceux qui sont bons pour le foie, sont digérés le deuxième jour après leur ingestion. Quant aux aliments fortifiant la rate, ils sont évacués avec les selles le troisième jour. Or le cœur et le sang ne reçoivent les substances nutritives que le dixième jour, parce que l'un et l'autre organe fonctionne plus ou moins suivant le même principe. Le poumon, quant à lui, est davantage nourri par les boissons que par la nourriture solide.

Pour sainte Hildegarde, une bonne évacuation des matières fécales nécessite une cure. Contre la constipation avec spasmes (crampes), elle conseille de faire une cure de gâteaux au gingembre (selon la recette et le mode d'emploi présentés un peu plus haut). Contre la constipation due à la paresse intestinale, elle recommande une alimentation riche en fibres, rejoignant par là les règles diététiques actuelles : grains ou gruau d'épeautre, dont on renforcera l'action, si besoin est, avec du son d'épeautre. Contre la paresse intestinale, c'est la laitue que se révèle la plus efficace, coupée et mélangée à des grains d'épeautre cuits, mais froids, et assaisonnée d'huile de tournesol, de vinaigre de vin et d'une pincée de sucre.

Les meilleurs stimulateurs du transit intestinal sont les graines de psyllium (*semen psylli*), parce qu'elles augmentent jusqu'à quarante fois de volume dans l'intestin. Par contre, Hildegarde déconseille les graines de lin en usage interne, parce que leur mucilage se dissout, ce qui empêche leur résorption. Le lin est, en fait, un « voleur » de vitamines et de calcium. C'est pourquoi, en usage interne, on utilisera exclusivement les graines de plantes cultivées dans les pays méridionaux, comme le psyllium :

> Celui qui souffre de fièvres gastro-intestinales fera bouillir du psyllium dans du vin, puis il recueillera les graines avec un filtre, les mettra dans un linge qu'il appliquera chaud sur son abdomen : et la fièvre partira hors de son corps.

Vin au psyllium (voir recette p. 285)

En cas de constipation chronique, on peut recourir à des laxatifs complémentaires.

Le comprimé de fenouil est encore le moyen le plus simple et le meilleur pour la santé et pour la digestion, tout particulièrement. Il faut le prendre quotidiennement et à jeun :

> De quelque façon qu'on le prenne, le fenouil rend l'homme joyeux, lui donne un beau teint et une odeur corporelle agréable, sans compter qu'il l'aide à bien digérer.

Les boissons

Sainte Hildegarde recommande de boire suffisamment pendant les repas :

> Si l'homme ne boit pas en mangeant, sa tête et tout son corps seront envahis par une sensation de lourdeur, ce qui ne lui donnera ni une bonne qualité de sang, ni une bonne digestion.

Pour le petit-déjeuner, nous recommandons de prendre le café d'épeautre.

Les diarrhées

Les diarrhées peuvent avoir des causes multiples :

- Diarrhée d'origine nerveuse, due à l'appréhension (« avoir la courante »), par exemple en période d'examens scolaires.
- Gastro-entérite simple, due à l'ingestion d'une nourriture inappropriée, ou gastro-entérite aiguë avec vomissements et diarrhées. Les putréfactions donnent des selles assez liquides, brun foncé, malodorantes, et les fermentations intestinales des selles liquides, d'un jaune clair.
- Infection de l'intestin accompagnée de fièvre (dysenterie) : accélération de la fréquence des selles, sanguinolentes et douloureuses, ou riziformes (choléra), ou comme de petits pois (fièvre typhoïde). L'été, les diarrhées résultent souvent d'intoxications alimentaires (salmonelles, notamment), ou d'intolérances alimentaires.
- Les inflammations de l'intestin, du pancréas, de l'appendice, etc. provoquent parfois des diarrhées (colite ulcéreuse, selles glaireuses ou grasses, inflammation du pancréas ou de la vésicule biliaire).

- Des selles sanguinolentes ou glaireuses peuvent signaler un cancer du rectum.

Sauf exception, les diarrhées ne sont pas un symptôme alarmant, mais doivent plutôt être comprises comme le moyen pour l'intestin de se désintoxiquer. Sainte Hildegarde disait déjà :

> En cas de faiblesse physique, ou à cause d'aliments nuisibles, le chaud s'associe au froid et le froid au chaud, l'humidité au sec et le sec à l'humide ; il arrive alors que les humeurs chassent les aliments et les boissons non digérés hors du corps. Il est souhaitable, que ces mets néfastes soient expulsés. Mais lorsque les aliments sont bons, ces expulsions nuisent à la santé, parce qu'elles vident les vaisseaux des substances nutritives.

Dans le cas de diarrhées graves (notamment dues au cancer), il faut, bien entendu, consulter un médecin. Mais, contre les diarrhées bénignes, sainte Hildegarde propose un remède simple :

- un ou deux jours de jeûne avec tisane de fenouil ;
- une soupe légère avec un peu de farine d'épeautre et de sel (la farine a un effet colmatant) ;
- Œuf anti-diarrhéique.

Œuf anti-diarrheique

Indications thérapeutiques : diarrhée, selles sanguinolentes, fièvre typhoïde, dysenterie, colite, maladie de Crohn.

> Si quelqu'un souffre de dysenterie, qu'il batte deux jaunes d'œufs dans un bol jusqu'à ce qu'ils forment une mousse. Ajouter du cumin et un peu de poivre broyé, puis mettre le tout dans les coquilles vidées du blanc d'œuf qu'on fera griller sur le feu. Après avoir mangé un petit quelque chose, il prendra ce remède. Ce qu'il mangera par ailleurs devra être chaud et tendre, par exemple du poulet ou du poisson. Il faut éviter à tout prix le saumon et le hareng, ainsi que le bœuf, les fromages, les légumes crus et durs, les poireaux, le pain de seigle ou d'orge ; également les grillades et

les fritures. Il pourra toutefois manger des poires (séchées)…, il ne boira pas d'eau, mais du vin.

Mélange de poudre à base de cumin

8,5 g de cumin
1,5 g de poivre blanc

À mélanger à l'œuf anti-diarrhéique. On mange d'abord un petit quelque chose, par exemple, un morceau de pain rassis (pain d'épeautre), puis une cuillerée à soupe d'œuf anti-diarrhéique, sans sel. En cas de diarrhée ordinaire, on n'en prendra qu'une seule fois. Mais si besoin est, on peut en prendre deux ou trois rois par jour. Dans le cas d'une diarrhée d'été, on prendra pendant trois ou quatre jours. Un traitement plus long est nécessaire en cas de coliques très récalcitrantes, quand le sujet va à la selle six et dix fois par jour. Il faut alors s'armer de patience et prendre ce remède une ou deux fois par jour, et cela pendant des semaines entières, voire des mois entiers ; il faut prendre également des potages à la farine d'épeautre.

L'œuf anti-diarrhéique est extrêmement efficace contre les diarrhées des pays tropicaux, c'est pourquoi il est alors conseillé d'en avoir toujours dans sa trousse à pharmacie.

Pendant toute la durée du traitement, sont absolument interdits :

- le lait et tous les produits laitiers, y compris le fromage blanc, la crème fraîche (le beurre, mais en quantité limitée seulement) ;
- le pain noir, le pain à plusieurs céréales, le pain d'orge, les pains aux sons, les gâteaux frais au levain ;
- l'eau, y compris les eaux minérales ;
- les aliments froids ;
- les aliments grillés ou cuits au four, les condiments et épices piquants (moutarde, piment) ;

- les crudités, y compris la salade et les fruits ;
- les légumes indigestes, notamment le poireau et les concombres, la purée de pommes de terre ;
- la viande de bœuf, les conserves, les saucisses, la charcuterie ;
- le sucre, les aliments sucrés, les marmelades et confitures.

À partir du troisième jour de la maladie, ou bien lorsque les selles ont tendance à trop ramollir, on peut prendre les aliments suivants :

- le pain blanc, les gâteaux au levain (rassis), les biscottes ;
- la semoule d'épeautre, la farine d'épeautre et tous les aliments à base d'épeautre (« spätzle », quenelles, nouilles) ;
- le vin chaud, le vin rouge étant souvent préférable au vin blanc ;
- le poulet et le bouillon de poule ;
- la compote de pommes (mais pas la « purée » de pommes) ;
- la tarte aux pommes un peu rassie (peu sucrée) ;
- la viande et le foie de veau cuits à l'étuvée ;
- les framboises, les cerises et les mûres (cuites) ;

Les gaz putrides signalent une flore intestinale déséquilibrée. Il faut donc procéder à une analyse des matières fécales, et commencer ensuite un assainissement de l'intestin avec du miel au fenouil des Alpes (voir p. 101).

Une colite ulcéreuse (inflammation du gros intestin) et la maladie de Crohn (inflammation de l'intestin grêle) exigent beaucoup de patience, de la part du patient et du thérapeute.

Mais en adoptant cette thérapie, nous avons réussi à guérir des centaines de malades, qu'on disait incurables.

Il faut prendre de l'œuf anti-diarrhéique une ou deux fois par jour, pendant plusieurs semaines, voire plusieurs mois, et s'en tenir strictement au régime recommandé ci-dessus. Pour la maladie de Crohn, on peut ajouter au régime à base d'épeautre du foie de cerf (accompagné de nouilles à l'épeautre par exemple) et prendre, une fois par semaine, un bain d'écorce de peuplier.

Bain à l'écorce de peuplier

1 kg de feuilles, de bois et d'écorce de peuplier.

Faire bouillir le tout à grand feu dans de l'eau. Filtrer la décoction et la verser dans l'eau du bain, à 38 °C, et prendre un bain d'environ 20 minutes.

La guérison finale n'est souvent possible qu'accompagnée d'une psychothérapie approfondie, car les affections gastro-intestinales ont en général aussi des causes psychiques.

Les saignements internes, les selles sanguinolentes

Les pertes de sang sont toujours impressionnantes. Il existe ce qu'on appelle des pertes franches (côlon, certains polypes, hémorroïdes) et les pertes occultes, à peine visibles, pouvant donc passer inaperçues (certains polypes, cancer de l'intestin, ulcères). Toutefois certains médicaments anti-rhumatismaux, ou bien l'aspirine, peuvent blesser la muqueuse intestinale, provoquant des pertes de sang.

Après avoir évoqué le sang dans les selles, en général, sainte Hildegarde aborde plus particulièrement la question des saignements dans l'intestin et les viscères, au sens large, et leur évacuation par les selles et l'urine. Les pertes occultes en font partie. On peut aujourd'hui les détecter facilement, grâce à l'hémoculture.

La méthode la plus simple pour arrêter des saignements consiste à boire du bouillon de haricots.

Sainte Hildegarde nous dit à ce sujet :

> Les haricots contiennent un principe chaud (stimulant de l'irrigation sanguine) et conviennent à ceux qui sont bien-portants et robustes… Si quelqu'un souffre des viscères, qu'il fasse bouillir des haricots à gros bouillons, qu'il ajoute un peu de graisse (saindoux) ou d'huile et boive cette soupe à petites gorgées, après avoir retiré les haricots, il en boira tous les jours : il guérira de l'intérieur.

En cas d'importantes pertes de sang, Hildegarde propose également une cure de vin de mûres, de gâteaux au miel, avec un régime alimentaire approprié. Les pertes de sang dans l'intestin ou les voies urinaires ont une cause commune, on les soigne donc avec les mêmes remèdes.

Vin de mûres

Indications thérapeutiques : lésions des viscères, en particulier des intestins (pertes de sang), sang dans les urines, polypes (avec régime alimentaire spécial).

Recette :

25 ml de jus de mûres (fruits et feuilles)
50 ml de teinture Mère de potentille
250 ml de vin

Boire un verre à liqueur de ce vin pendant et après les repas, jusqu'à disparition des saignements.

Contre les vomissements de sang dus aux ulcères d'estomac, ou à la tuberculose pulmonaire, sainte Hildegarde recommande le potage au vin de sauge. Elle décrit même le pus toxique et la formation de foyers tuberculeux, ainsi que l'hémoptysie (toux avec crachements de sang) qui accompagne toujours les tuberculoses pulmonaires.

Concernant les hémorroïdes, avec ou sans saignements, ou les varices, on peut utiliser la véronique (*veronica beccabunga*), soit en teinture mère, (40 gouttes (TM) sur les aliments), ou bien fraîche, qu'on mangera cuite, comme des épinards.

Sélection de menus types en cas de diarrhée

Lundi

Matin: potage d'épeautre au serpolet, ou semoule d'épeautre en purée.

Midi: potage à la farine d'épeautre, nouilles d'épeautre avec salade verte.

Soir: bouillon à la semoule d'épeautre et pain blanc d'épeautre.

Mardi

Matin: bouillie de flocons d'épeautre avec tisane de fenouil.

Midi: potage à la semoule d'épeautre avec lamelles de légumes, fenouil cuit avec nouilles d'épeautre, salade verte, pomme cuite au four.

Soir: salade de betteraves rouges, pain blanc d'épeautre et pâté végétal.

Mercredi

Matin: bouillie de flocons d'épeautre avec tisane de fenouil.

Midi: potage de marrons, nouilles d'épeautre et légumes soufflés, salade verte, purée de coings.

Soir: soupe avec raviolis d'épeautres garnis aux épinards.

Jeudi

Matin : bouillie de flocons d'épeautre avec tisane de fenouil.

Midi : crème de potiron, betteraves rouges (cuites) et sauce au serpolet, pois chiches, salade verte, compote de pommes.

Soir : potage (chaud), salade de volailles (avec des légumes), fromage blanc aux herbes, pâté végétal et pain blanc d'épeautre.

Vendredi

Matin : bouillie de flocons d'épeautre avec tisane de fenouil.

Midi : potage de légumes, filet de saumon à l'étuvée et carottes cuites, salade verte, marrons glacés.

Soir : gâteau au dictame avec compote de pommes.

Sélection de menus types en cas de constipation

Lundi

Matin : bouillie de flocons d'épeautre avec café d'épeautre.

Midi : potage aux flocons d'épeautre, salade verte aux grains d'épeautre.

Soir : potage à la semoule d'épeautre complet, pain d'épeautre complet.

Mardi

Matin : bouillie de flocons d'épeautre avec café d'épeautre.

Midi : potage aux flocons d'épeautre, fenouil cuit aux grains d'épeautre, salade verte, pomme cuite au four.

Soir : salade de betteraves rouges, pain d'épeautre complet et fromage de montagne.

Mercredi

Matin : bouillie de flocons d'épeautre avec café d'épeautre.

Midi : potage de marrons, légumes soufflés aux grains d'épeautre, laitue aux grains d'épeautre, purée de coings.

Soir : potage avec raviolis d'épeautre garnis aux épinards (arroche).

Jeudi

Matin : bouillie de flocons d'épeautre avec café d'épeautre.

Midi : crème de potiron, betteraves rouges (cuites) avec sauce au serpolet, pois chiches, laitue aux grains d'épeautre, compote de pommes.

Soir : potage (chaud), salade de volaille accompagnée de légumes, fromage blanc aux fines herbes.

Vendredi

Matin : bouillie de flocons d'épeautre avec café d'épeautre.

Midi : soupe de légumes, filet de saumon avec sauce au vin, épeautre perlé et carottes (cuites), laitue aux grains d'épeautre, marrons glacés.

Soir : pain d'épeautre complet avec pâté végétal.

Guérir le corps en profondeur

Le traitement du cancer et des états précancéreux

Un jeune garçon de 15 ans est opéré d'une tumeur bénigne au genou gauche. Après un an, les radiographies indiquent une nouvelle tumeur, cette fois au genou droit, et le chirurgien conseille à nouveau l'opération. Ses parents viennent avec lui à Allensbach, et nous pratiquons aussitôt une saignée. Mais nous prescrivons également un régime à base d'épeautre, ainsi qu'une cure de lentilles d'eau. Quelques semaines plus tard, les radiographies ne montrent plus la moindre trace de tumeur. L' opération n'est plus nécessaire.

Le cancer n'est pas une maladie que l'on peut définitivement éradiquer avec la chirurgie, la chimiothérapie et la radiothérapie car, comme presque toutes les maladies, il trouve son origine dans un choc psychologique intense dont la plupart des cancéreux gardent le souvenir. Le docteur Ryke Geerhad-Hamer, grand cancérologue, évoque un conflit existentiel d'une extrême gravité, un drame profond face auquel l'âme, l'esprit et le corps se retrouvent solitaires. La tumeur maligne, aboutissement d'un long processus, est en réalité la cristallisation dans le corps humain d'un traumatisme psychique indissoluble, à valeur symbolique. Elle peut avoir pour origine :

- Un événement dont le malade ne s'est jamais remis, qu'il n'a pas « digéré » : cancer gastro-intestinal et du pancréas.
- Un événement grave qui lui a fait perdre pied, a détruit

son monde : cancer des reins et de la vessie.

- Un événement qui a brisé sa vie affective (rupture avec son compagnon, divorce) : cancer du sein, du col de l'utérus.

Le destin de chacun est unique et variable, mais sainte Hildegarde voit toujours à la source d'un cancer un ou plusieurs des trente-cinq facteurs psychiques qu'elle a recensés (facteurs à risque, surcharges, conflits, problèmes) et qu'elle évoque avec précision dans son livre psycho-thérapeutique *Liber Vitae Meritorum.*

D'après notre expérience, le cancer se manifeste plus particulièrement chez les anxieux habités par le doute, le pessimisme, l'ennui, finissant par trouver que l'existence est vide de sens jusqu'à sombrer dans les abîmes du désespoir et de la dépression. Le désespoir tue en effet les grandes capacités curatives du corps et de l'âme. La thérapie doit donc être fondée sur un véritable dialogue entre le médecin et son patient afin que ce dernier retrouve peu à peu ses défenses psychiques. Car, selon Sainte Hildegarde, tout vice cache une vertu, une force de guérison capable d'anéantir les méfaits du vice opposé. C'est pourquoi le malade doit comprendre la cause de son cancer, qui est porteur de sens, il doit résoudre cette cause et se hausser ainsi à un niveau de conscience supérieur. Il faut comprendre le langage du corps, et prendre en compte les signaux d'alerte qu'il émet, sinon le cancer, ne rencontrant aucune résistance positive, suivra son évolution insidieuse, et l'existence du sujet deviendra un enfer. Le cancer peut devenir un prétexte pour couper court, échapper à une situation intolérable, fût-ce par la mort. Nombreux sont les malades qui voient le processus cancéreux sous cet angle, car il correspond en effet à leur propre expérience.

Une femme écrit au sujet de la mort de sa sœur :

« Le cancer n'est-il pas une forme de suicide ? Le désespoir ne pousse-t-il pas le corps à changer sa manière de fonctionner afin que le renouvellement et la croissance des cellules se retournent contre lui, mettant ainsi en place un processus de destruction et d'anéantissement... ? Je pense que le cancer ne doit pas seulement être appréhendé sur le plan physiologique, mais également sur le plan de l'âme. Il faut tenir compte des états de l'âme présents, et passés. »

La « précancérose »

Chaque être humain développe des cellules cancéreuses, mais elles ne posent aucun problème dans un système immunitaire robuste. En outre, les cellules pathogènes ont leur utilité puisqu'elles permettent aux défenses de l'organisme d'exercer leur fonction. C'est lorsqu'un sujet subit un choc psychique violent que peut s'enclencher un risque de prolifération anarchique des cellules et de formation d'une tumeur cancéreuse.

Sainte Hildegarde a vu et décrit le cancer, ses causes et son évolution. Elle a discerné les causes actives dans l'âme, leurs incidences sur le plan biologique/moléculaire de même que les remèdes et les soins pour prévenir cette maladie et la guérir, notamment dans sa phase initiale, la précancérose, qu'elle appelle aussi « la vicht-maladie ».

C'est au stade de la précancérose, de la phase initiale, que les chances de guérir la tumeur sont les plus grandes. Or, la médecine allopathique soigne le plus souvent les tumeurs dans leur phase terminale et ses méthodes sont préjudiciables à l'organisme : ablation de l'organe atteint, radiothérapie et chimiothérapie toxique, toutes deux dangereuses pour les cellules saines. Sainte Hildegarde décrit ainsi les symptômes avant-coureurs de la précancérose :

1) douleurs et faiblesse cardiaque, ou autres affections cardiaques sans cause organique ;
2) affections de l'estomac (ballonnements, renvois, hoquet, aigreurs d'estomac, sensation de tiraillement dans l'abdomen) ;

3) douleurs rhumatoïdes, refroidissements à répétition, douleurs se promenant dans tout le corps, coliques, lumbago, sciatique, fatigue, peurs irraisonnées.

Avec ces trois catégories de symptômes, il y a risque de précancérose. Et si le sujet n'y prête pas attention, il risque plus tard la « poussée cancéreuse », la maladie qui se déclare effectivement par la formation de tumeurs malignes.

La précancérose se déclenche par l'action d'une sorte de virus. Sainte Hildegarde décrit sa maturation, son éclatement puis la « poussée cancéreuse » et les métastases. Le processus précancéreux commence dans le noyau cellulaire où se forment les cellules et leur spécialisation, nerveuse ou hépatique par exemple. Comme l'ont décrit les deux prix Nobel de médecine James Dewey Watson et Francis Harry Crick en 1962, ce contrôle est assuré par l'ADN (acide désoxyribonucléique).

Celui-ci a la forme d'une double hélice, ou d'un escalier hélicoïdal, dont les marches maintiennent les deux montants. La double hélice de l'ADN renferme le code génétique, c'est-à-dire l'héritage biologique dont dépendent la structure et le développement cellulaire. Des milliers de gènes sont contenus dans les chromosomes (situés dans le noyau cellulaire). Chaque cellule humaine renferme quarante-six paires de chromosomes. Au moment de la multiplication des cellules, les deux montants de l'échelle se séparent, l'un et l'autre constituant, avec les matériaux de construction de la cellule, une nouvelle hélice double parfaitement identique à la première. Hildegarde décrit alors ce que nous pouvons interpréter comme les perturbations susceptibles d'affecter la formation des cellules au contact des virus du cancer. Sa vision traduite en langage actuel donne ceci : les substances nocives (toxines de l'albumine) introduisent un schéma de construction erroné dans la double hélice. Elle décrit même la manière dont la double hélice se déploie puis se contracte à nouveau et comment les très dangereux virus du cancer se détachent des minuscules sphères de l'ADN à l'intérieur du noyau des cellules. Sainte Hildegarde décrit ces virus comme de minuscules organismes pernicieux qu'elle appelle *gracillini vermiculi*.

L'altération des humeurs

Les personnes obèses ou trop maigres (cachectiques) sont plus menacées que les sujets de poids normaux car leur métabolisme est perturbé, et qu'ils présentent un excès d'humeurs viciées. Ce trouble est appelé aujourd'hui dyscrasie. Grâce aux avancées de la médecine moderne sur les troubles graves du métabolisme, les dysfonctionnements hormonaux, la faiblesse immunitaire ainsi que les troubles de la production et de la composition du sang, la théorie de l'altération des humeurs est revenue à la mode pour expliquer la formation des maladies internes graves. Sainte Hildegarde indique ainsi les cinq organes qui, suite à des troubles du métabolisme, génèrent les substances putrides (toxines de l'albumine) responsables du cancer : le cœur, le foie, le poumon, l'estomac et les intestins.

Le rôle de la bile noire

Autre facteur responsable du cancer : la sécrétion excessive de pigments biliaires – la bile noire (mélanche) – due à des facteurs pathogènes, le stress, les soucis, l'inquiétude et la peur. La bile noire se répand dans tout l'organisme, provoquant comme un empoisonnement du sang. Les fermentations et les toxines se présentent d'abord comme des foyers encapsulés dans le tissu conjonctif (foyers rhumatoïdes), comparables à des chiens endormis. Chaque fois que le sujet est en état de faible résistance, des douleurs aiguës commencent à le tourmenter. À ce stade, il n'y a pas encore d'affection virale véritable, de douleurs provenant de « cristaux viraux », car ceux-ci ne sont pas encore doués de vie propre. Ces virus, appelés « oncogènes » ou « cancérogènes », sont responsables d'une prolifération anarchique des cellules (ils sont cependant très peu contagieux). Lorsque des plaies microscopiques de l'estomac et de l'intestin les laissent passer, la poussée cancéreuse intervient : les virus du cancer se répandent, formant des tumeurs malignes.

De son langage limpide et imagé, que la science médicale actuelle n'a pas encore dépassé, sainte Hildegarde offre une description étonnante des mécanismes du cancer :

> Ceux qui sont trop gros ou trop maigres ont souvent un excès d'humeurs nocives dans le corps, car ils n'ont pas une bonne constitution, ni un bon équilibre. C'est pourquoi les humeurs viciées venant du cœur, du foie, du poumon, de l'estomac et des intestins se transforment en bile noire, qui se met à bouillonner et à fabriquer un mucus extrêmement néfaste, comparable au magma putride qu'on observe sur les bords d'une eau stagnante. Ce mucus passe dans l'estomac, et se fixe entre les viscères, ou en d'autres endroits du corps situés entre la peau et la chair, et il tourmente l'homme par sa substance amère et acide, comme s'il voulait le ronger, et le dévorer. Ce mucus n'a cependant pas la force nécessaire pour entraîner la mort, il n'est qu'une sorte d'amertume acide formant des sortes de boutons fixés dans la chair comme une lente. Parfois il s'étend, parfois il se rétracte, formant des boules comme des jaunes d'œufs ; il sécrète une sorte d'écume qui se répand dans l'homme et le fait souffrir…
>
> … Quand cette écume passe à travers la paroi de l'estomac, elle produit des sortes de vers et comme des poux dans la chair, minuscules mais virulents. Aux endroits du corps où le mucus se fixe, cette écume produit parfois des vers tout aussi minuscules, appelés parasites intestinaux, que l'on peut comparer à des vers proliférant dans les eaux stagnantes, jamais renouvelées. Si ces vers rentrent dans le corps de l'homme, s'ils ne sont pas évacués, ils font de véritables ravages.

Dans son livre *The Cure for all Diseases*, la scientifique Hulda Regehr Clark écrit que tous les cancers viennent de parasites d'un type appelé *Fasciolopsis buski*. Ce parasite loge habituellement dans l'intestin grêle, inoffensif la plupart du temps, sauf chez certains sujets où il déclenche des colites ou la maladie de Crohn. S'il pénètre dans d'autres organes (utérus, reins ou foie), il y fait d'énormes dégâts. Dans le foie, il y provoque le cancer. Avant d'avoir sa forme définitive, il est d'abord œuf, puis sangsue qui, alors, pond des milliers d'œufs normalement évacués avec les selles. Lorsque certains de ces œufs éclosent dans le sang et dans l'intestin sous forme de sangsues, celles-ci peuvent se transformer en cancer, notamment dans le foie, lorsqu'elles s'y incrustent.

La plupart des organismes humains ont parfois de petites blessures internes, sans gravité particulière, au niveau des tissus intestinaux (saignements). À cause de cela, certains de ces œufs pénètrent dans les vaisseaux sanguins et éclosent alors dans le sang. Ces organismes microscopiques, qu'on appelle *miracidia*, représentent la deuxième étape de l'évolution vers le cancer. Ils sont pourvus de flagelles leur permettant de se déplacer partout dans le corps. Lorsqu'ils atteignent le foie, ils sont tués, en tout cas chez les sujets dont l'immunité est saine. Ce n'est que sous l'effet de l'alcool propylique que les sangsues peuvent se multiplier.

Les *miracidia* couvrent alors de minuscules boursouflures auto-sécrétées, les *redia*. Ces *redia,* qui sont des organismes vivants, pondent à leur tour, produisant ainsi des millions de *redia*. Charriés par le sang, ils s'introduisent dans les tissus partout où ils le peuvent. La scientifique Clark pense, comme nous, qu'il est possible d'arrêter la prolifération parasitaire. La description de la poussée cancéreuse faite par sainte Hildegarde ressemble de manière frappante à ce mécanisme générateur du cancer, observé par la science.

L'identification de la précancérose

Protéger contre le cancer va de pair avec le dépistage des premiers symptômes. Bien avant que la médecine allopathique, avec ses méthodes, détecte les signes d'un cancer, on peut observer, avec un simple microscope, des phénomènes étonnants dans les sédiments urinaires. Après une coloration, on reconnaît, en effet, dès le deuxième stade de la précancérose, de nombreux phagocytes d'aspect granuleux, les leucocytes macrophages, qui indiquent déjà une certaine progression vers la maladie.

Au premier stade de la précancérose, on peut même discerner des leucocytes macrophages isolés, plus gros que les leucocytes sains, mais pour le reste, identiques. Ce sont les leucocytes du premier stade.

Au deuxième stade de la précancérose, les leucocytes macrophages se sont beaucoup multipliés, et leur noyau a éclaté. Ils ont alors un aspect granuleux, mais leur membrane reste intacte. Ce sont des « leucocytes mutants » ; ou leucocytes du deuxième stade.

Au troisième stade, la membrane elle-même a éclaté, et de petites bulles s'y accrochent. On appelle ces cellules « leucocytes éclatés ». On est au stade de la poussée cancéreuse, c'est-à-dire au début de la maladie proprement dite.

Le traitement de la précancérose

La précancérose touche l'ensemble de l'organisme, et tout traitement intelligent doit en tenir compte. Sainte Hildegarde propose une thérapie très ciblée, censée aider l'homme à prévenir le cancer ou, tout au moins, à le neutraliser.

Le traitement de la précancérose doit commencer, en toute logique, par l'éradication des foyers d'inflammation existants au niveau des gencives, amygdales, sinus, vésicule biliaire, reins et vessie, pour n'en citer que quelques-uns.

Outre les soins proposés par la « grande cure thérapeutique de sainte Hildegarde », il y a la saignée. Faite selon ses recommandations, elle améliore le métabolisme en général, et stimule également les forces curatives de l'organisme, dont l'action est entravée par les humeurs viciées, pathogènes (*noxi, mali, infirmi humores*).

Cette saignée est :

Antiphlogistique (combat l'inflammation),

Antispasmodique (apaise les spasmes),

Antidyscrastique (améliore le métabolisme),

Purificatrice du sang (élimine les pigments biliaires excédentaires).

Elle contribue particulièrement à la guérison de maladies graves, maladies souvent chroniques, là où la médecine habituelle a échoué.

Après la saignée, nous préconisons la cure d'élixir de lentilles d'eau. Il faut d'abord désintoxiquer l'organisme, sinon la saignée risque d'être peu efficace. La préparation de l'élixir de lentilles d'eau exigeant un grand savoir-faire, nous la déconseillons donc au néophyte. Les ingrédients à ajouter à l'extrait de vin et de miel sont la cannelle, la sauge, le gingembre, le fenouil, la potentille, le poivre blanc, le gaillet (ou grateron). Ce mélange doit ensuite être filtré (chaud) à travers les lentilles d'eau. On y adjoint alors d'autres ingrédients cités plus bas :

Élixir de lentilles d'eau

10 g	de poivre blanc
5 g	de racine de gingembre
45 g	d'écorce de cannelle
3 ml	de teinture mère de sauge
7 ml	de teinture mère de fenouil
70 ml	de miel écumé

Faire bouillir ces ingrédients dans :

1 l	de vin blanc

Puis filtrer le tout à travers

20 g	de lentilles d'eau

40 g de feuilles de potentille
40 g de moutarde ordinaire
20 g de gratteron

Application : On boit chaque jour de cet élixir, un verre à liqueur (20 ml) avant le petit-déjeuner et un autre avant le coucher. Autrement dit, on commence et on termine chaque jour de la cure en prenant ce remède.

L'élixir de lentilles d'eau est une véritable alternative aux antibiotiques. Il fortifie le système immunitaire, et donc stimule les défenses de l'organisme.

La diététique

Un régime alimentaire à base d'épeautre est grandement recommandé, parce qu'il désintoxique l'organisme et guérit la précancérose, voire le cancer lui-même. Consommer de l'épeautre trois fois par jour, sous une forme ou une autre, redonne des forces et améliore l'état général. Notre expérience nous l'a maintes fois démontré. Sous l'effet de l'épeautre, la maladie recule, et disparaît même dans certains cas.

Bien entendu, le patient doit éviter les crudités et également les « poisons alimentaires ». L'institut Weizmann, en Israël, a constaté récemment que le foie de chèvre renfermait des inhibiteurs du cancer. La viande, le lait et le fromage de chèvre présentent d'intéressantes vertus thérapeutiques, déjà mentionnées par Hildegarde :

> Mangée régulièrement, la viande de chèvre restaure les viscères blessés ou déchirés, et elle guérit et fortifie l'estomac. Celui qui a des douleurs d'estomac, qu'il mange souvent du foie de chèvre grillé, mais seulement jusqu'à la mi-août : il purifie et guérit l'estomac à la manière d'une boisson dépurative.

Aux malades atteints de précancérose, sainte Hildegarde recommande de manger aussi du foie de cerf :

> Celui qui souffre de la « vicht-maladie » (précancérose, maux de ventre), doit manger souvent du foie de cerf : il chassera le mal.

Sainte Hildegarde suggère également de manger le foie d'oie sauvage qui calme les douleurs :

> Celui qui ressent des douleurs provoquées par la «Vicht», qu'il mange souvent du foie (d'oie sauvage) et il ira mieux.

Parasites intestinaux, l'ennemi secret

Sainte Hildegarde explique comment les humeurs toxiques, qui s'assemblent sous forme de glaires, produisent des vers, en particulier chez l'enfant, dont les humeurs dépendent du lait. Les personnes qui assaisonnent leurs mets avec du vinaigre risquent moins d'avoir des vers. Car, lorsque ceux-ci (ronds ou plats) envahissent l'intestin, ils affaiblissent le sujet. Des examens réguliers de la flore intestinale permettent de les détecter, tout comme la présence de parasites. Sainte Hildegarde propose alors une façon extrêmement simple d'assainir l'intestin, à savoir le miel d'ortie :

Miel d'ortie

Indication thérapeutique : parasites intestinaux et vers

> Lorsque des humeurs nocives provoquent l'apparition de vers (intestinaux), faire bouillir la même quantité de jus d'ortie et de jus de bouillon blanc (*succ. herb. Verbasci*), et du jus de feuilles de noyer en quantité égale aux jus d'ortie et de molène réunis. Ajouter à ce mélange un peu de vinaigre (de vin) et une bonne quantité de miel. Porter le tout à ébullition dans une marmite bien propre, et enlever au fur et à mesure, l'écume qui se forme. Une fois la préparation cuite, retirer la marmite du feu et boire un peu de cet élixir avant les repas, pendant quinze jours seulement pour que la force de l'élixir ne soit pas nuisible.
>
> Après avoir mangé, on peut en boire à discrétion, les mets modérant alors le piquant de l'ortie. Et les vers mourront... On ajoute le vinaigre et le miel pour donner un goût agréable au remède.

Recette :

10 ml	de jus d'ortie
10 ml	de jus de molène (bouillon-blanc)
20 ml	de jus de noyer (ou de teinture mère de noyer, *Juglans regia*)
2	de cuillerées à soupe de vinaigre de vin
150 g	de miel
1 l	de vin

Mélanger tous les ingrédients et faire bouillir pendant 5 minutes. Puis écumer et verser dans la bouteille de vin d'origine.

Pendant 15 jours, prendre 1 cuillerée à soupe avant les repas et 1 verre à liqueur après les repas.

À ce miel d'ortie, nous ajoutons 1 litre de vin, bien que le texte de sainte Hildegarde n'en fasse pas mention.

Le cancer n'est jamais un cas désespéré

Dans l'esprit des gens, le cancer est synonyme de mort certaine, mais, selon l'art de guérir de sainte Hildegarde, l'espoir est toujours permis. Les mesures à prendre d'urgence sont un régime alimentaire à base d'épeautre, de fruits et de légumes, la pratique de la saignée (qui allège l'organisme des poisons sécrétés par les cellules cancéreuses) et la psychothérapie de sainte Hildegarde (qui stimule les forces curatives de l'âme). Même si le sujet est condamné, ce traitement peut adoucir les derniers instants de sa vie terrestre, et mieux le préparer au grand voyage dans l'éternité. Celui qui n'a pas cette confiance profonde que sainte Hildegarde appelle du nom de *gemitus ad Deum* (aspiration vers Dieu, confiance en Dieu, désir de Dieu), éprouve souvent un profond désespoir.

Le sentiment de se trouver sous la protection de Dieu fait généralement disparaître la peur, et peut aussi libérer les forces nécessaires à la guérison, grâce, précisément, au rétablissement de l'immunité de l'âme.

À vrai dire, les statistiques établies de la médecine officielle ne sont pas réjouissantes. En Allemagne, une personne sur quatre meurt d'un cancer. Chaque année il y a environ 400 000 cas de cancer, dont la moitié sont mortels, malgré les soins radicaux que l'on connaît : chirurgie, radiothérapie et chimiothérapie. Après cinq ans de traitement, 80 % des cancéreux décèdent, ce qui ne remonte guère le moral de ceux qui luttent contre la maladie.

Nous l'avons dit précédemment, le cancer n'est généralement identifié qu'à son stade final, lorsque les tumeurs malignes ont déjà fait aux deux tiers leur travail de destruction.

Les causes

Sainte Hildegarde range le cancer parmi les vingt-quatre maladies fondamentales dues à un profond déséquilibre des quatre éléments (feu, air, eau et terre). Les principales causes de ce désordre sont un mode de vie inapproprié, un régime alimentaire inadapté, avec les fameux « poisons de cuisine » et l'excès de crudités, et enfin, les influences extérieures que sainte Hildegarde appelle *noxi humores*. Les substances cancérigènes présentes dans les aliments, l'air que nous respirons et l'eau que nous buvons augmentent encore les risques de cancer. Le déséquilibre des humeurs et du métabolisme entraîne une mauvaise synthèse de l'albumine dans l'organisme. Les cellules cancéreuses prolifèrent d'une manière anarchique, freinant le développement des cellules saines. Les cellules malignes produisent leur propre albumine en grande quantité, empoisonnant peu à peu l'organisme. Parmi les signes avant-coureurs du cancer, sainte Hildegarde cite les renvois intempestifs et le hoquet :

> Lorsque le sec et le tiède, qui forment désormais l'humidité et l'écume, deviennent trop abondants, ils provoquent des éructations bruyantes et le hoquet, ce qui peut engendrer le cancer et le rendre actif, les virus commencent à ronger son corps.

Surtout quand ces virus gonflent les cellules provoquant de vilains ulcères qui, en se développant, risquent de faire enfler un bras ou une jambe. Ils continuent ce travail, tant que le mal n'est pas enrayé par une thérapie efficace. L'homme ne peut vivre longtemps dans de telles conditions.

Voilà plus de 800 ans que sainte Hildegarde a apporté des éclaircissements sur les causes du cancer et décrit son évolution, ce que la biochimie actuelle redécouvre peu à peu : le test sur les urines, qui permet de déceler les premiers signes de la précancérose, a des chances d'être adopté prochainement par la médecine officielle. Judha Volkmann, directeur de recherche à la faculté de médecine de l'université de Harvard, a constaté que l'urine des cancéreux contenait certaines protéines (cancérigènes) en grande quantité, phénomène que l'on désigne du nom de « facteur de développement du fibroblaste » (*fibroblast growth factor*), qui entraîne la production de réserves sanguines où les cellules de la tumeur trouvent leur nourriture. Les protéines dans le sang augmentent, en même temps que croît la tumeur cancéreuse. On a même découvert différentes catégories de protéines cancérigènes, chacune d'elles étant responsable d'un cancer particulier : sein, intestin, os, prostate.

La thérapie du cancer selon sainte Hildegarde

14. Toute tumeur encore opérable doit, en principe, être enlevée, et tout le monde est d'accord sur ce point, sans quoi ce serait une faute professionnelle. Il faut cependant savoir que le bistouri présente lui-même un danger, qui est de favoriser les métastases, stade auquel les virus déploient toute leur virulence. La plupart des métastases sont la conséquence de l'intervention chirurgicale.

    Quatre personnes sur cinq atteintes de cancer, meurent de métastases, et non de la tumeur initiale.

Pour pallier ce risque, il suffit de prendre certaines précautions qui éviteront au sujet le choc opératoire. Je recommande à mes patients cancéreux de n'accepter l'intervention chirurgicale que sous la protection de l'achillée millefeuille :

L'achillée

Application :

Trois jours avant l'opération, il faut prendre tous les jours trois pointes de couteau de poudre d'achillée millefeuille dans la boisson au persil tiède, ou dans du vin ; ou encore, ajouter cette poudre à une infusion de fenouil. En prendre pendant dix jours après l'intervention.

L'achillée millefeuille aide les plaies à guérir dans de bonnes conditions et sans infections. Après l'opération d'un cancer, les lésions se ferment rapidement et forment de belles cicatrices. Dans le traitement par radiation, L'achillée millefeuille donne les mêmes bons résultats : elle protège les tissus sains contre les dommages opérés par les rayons. Sainte Hildegarde écrit :

> Celui qui a une blessure interne, faite par un couteau ou par une cause autre, qu'il réduise en poudre de l'achillée millefeuille et la boive mélangée à de l'eau chaude. Quand il ira mieux, il pourra la boire dans du vin chaud, jusqu'à ce qu'il guérisse.

L'achillée millefeuille, selon Hildegarde la meilleure protection contre le risque d'infection des plaies, est également conseillée en usage externe.

> Lorsqu'un homme est blessé, qu'il lave la plaie avec du vin et de l'achillée millefeuille, cuite dans de l'eau. Qu'il essore ensuite l'achillée et la mette dans un linge mouillé sur la plaie (comme une compresse). Elle éliminera les substances putrides, les suppurations, et la plaie guérira. On fera cela aussi longtemps que nécessaire. Dès que la plaie commencera à se fermer, on posera l'achillée millefeuille directement dessus, et elle guérira complètement, avec une belle cicatrice bien lisse.

La stimulation immunitaire avec l'élixir de lentilles d'eau

Il est recommandé de traiter tout cancer avec l'élixir de lentilles d'eau (après une intervention chirurgicale également – voir la recette à la p. 195). L'élixir de lentilles d'eau, en effet, purifie le système humoral, donc le métabolisme, et renforce les défenses de l'organisme. Faire une cure pendant un an.

La saignée hildegardienne (au moins 1 ou 2 fois par an)

Le traitement du cancer exige à la fois l'élimination des toxines cancérigènes et l'éradication des foyers d'inflammation chronique (inflammation des gencives, des amygdales, des sinus, de la vésicule biliaire, des reins ou de la vessie, par exemple). Outre des remèdes organiques bien ciblés, sainte Hildegarde préconise la saignée. La saignée élimine les poisons, en particulier la bile noire et les humeurs viciées et pathogènes (*noxi, mali, infirmi humores*). Elle stimule également la production d'hormones et les défenses de l'organisme. Il est conseillé de la pratiquer au moins une ou deux fois l'an.

L'analyse du sang retiré alors permet de se faire une idée précise du degré de gravité d'un cancer, donc des chances réelles de guérison. Elle donne également des indications précieuses sur les foyers d'inflammation eux-mêmes, sur l'état moral du patient et son degré de stress (présence plus ou moins importante de bile noire dans le sang), de même que sur son état général (troubles du métabolisme).

Anguillan – un remède contre les virus du cancer et les métastases

Sainte Hildegarde recommande ce remède pour arrêter les ravages provoqués par les virus du cancer :

> Lorsque le corps est endommagé par des virus (du cancer), il faut prendre de l'anguillan, c'est-à-dire un mélange de miel, de vin, de vinaigre, de fiel d'anguille, de gingembre, de poivre long, de feuilles de basilic, de poudre d'ivoire et de poudre de bec de vautour… Les virus présents dans le corps tomberont malades et mourront, et le tissu atteint pourra de nouveau se régénérer. Car la chaleur et l'acidité amère du fiel d'anguille affaiblissent les virus, la chaleur de l'acide du vinaigre les dissout, la chaleur de l'ivoire les dessèche, alors que le bec de vautour les tue, empoisonné qu'il est par les cadavres et imprégné de sueur cérébrale.
>
> Ce mélange est tempéré par la chaleur du poivre long et le froid des feuilles de basilic. Faire chauffer le tout et verser dans des récipients en terre cuite.

Dans les cas où l'on emploie des cytostatiques (inhibiteurs de la division cellulaire), la médecine globale de sainte Hildegarde propose « Anguillan », basé sur la bile d'anguilles. Ce remède n'a pas d'effets secondaires et a été conditionné en homéopathie et utilisé en cure.

Anguillan

Recette :

1 l de vin blanc bio
6 g de bile d'anguille
2 mg de vinaigre de vin
8 g de miel

cuire sur feu vif, puis rajouter :

1 g de gingembre (racine) en poudre
2 g de poivre long

2.4 g de basilic en poudre
3 g de poudre de bec de vautour
4 g de poudre d'ivoire

cuit dans du vin blanc et complété pour obtenir 1 litre

Faire une cure de quatre à six semaines de ce remède. Commencer par une faible dilution, continuer par une dilution plus forte : prendre 10 gouttes de cet élixir dans du vin au persil et au miel, avant et après les repas.

Il faut aussi adopter en même temps un régime alimentaire à base d'épeautre, éviter absolument les « poisons de cuisine », les protéines animales, ainsi que les solanacées (pommes de terre, tomates et paprika).

Les amis de sainte Hildegarde ne songeraient jamais à chasser l'éléphant, même pour la préparation de remèdes, mais parfois, on met à notre disposition une pièce d'art en ivoire pour servir de matière première à la fabrication de cette poudre : des chutes d'ivoire provenant des tailleries conviennent également.

Autres remèdes

Sainte Hildegarde consacre un chapitre spécial à la genèse et au traitement du cancer du sein, qu'elle appelle, d'ailleurs, « tumeur », et dont elle rend responsables les fameux « vers » de ce type particulier de cancer. Un excès d'humeurs, saines ou viciées (*boni* et *mali humores*), déclenche, selon elle, la tumeur cancéreuse et fait gonfler les tissus du sein :

> Les différentes humeurs (bonnes et mauvaises) provoquent le gonflement des tissus et des veines, comme la pâte sous l'effet du levain. Une fois anormalement mélangées et développées démesurément, les humeurs provenant du cœur, du foie, du poumon, de l'estomac et des autres organes internes épaississent, deviennent gluantes et tièdes, et circulent alors avec difficulté. Si on ne les évacue pas, elles amènent la maladie. Mais si elles peuvent éclater, l'homme se portera mieux.

Pour guérir les kystes bénins, par exemple la mastopathie (une sorte de précancer), sainte Hildegarde recommande le baume à la violette. Ce baume fait souvent disparaître les nodules du tissu conjonctif. Mais, comme elle le laisse entendre dans le texte spécialement cité, elle envisage même de laisser mûrir les « grosseurs ». Nous recommandons, nous, la chirurgie, mais sous la protection de l'achillée millefeuille, en tâchant néanmoins d'éviter l'ablation du sein et des ganglions lymphatiques. Nous recommandons, comme cure postopératoire, l'élixir de lentilles d'eau et les massages au baume à la violette, afin d'éviter les récidives.

> Quand de ces humeurs se fixent en quelque endroit du corps, au point de former une ou plusieurs grosseurs, il faut les laisser mûrir, et leur permettre de s'écouler hors du corps afin qu'elles ne provoquent pas des douleurs encore plus fortes. Une fois mûres, ces grosseurs se videront, et on appliquera alors du baume à la violette à l'endroit du corps concerné.

Baume à la violette

20 ml	de sève de violette
10 ml	de huile d'olive
20 g	de graisse de bouc
5	de gouttes d'huile de roses

Faire bouillir doucement le mélange, retirer l'eau du dessus et préparer un baume.

Pour prévenir la formation de métastases après une opération du sein, masser la cicatrice à l'aide du baume à la violette, de la racine du sein vers le mamelon. Masser également les ganglions lymphatiques de l'aisselle.

Le baume à la violette donne également de bons résultats en cas de kystes ovariens. Les échographies montrent en effet, que ce baume réduit la taille des kystes, et peut même les faire disparaître totalement, après une cure de deux à trois semaines.

Exemple de cas vécu :

Dans un service de gynécologie, on a fait l'observation suivante : les kystes ovariens diminuent ou disparaissent presque totalement après une cure avec le même baume à la violette. En vérifiant l'évolution régulièrement par IRM, on a pu constater dans trois cas une réduction de 5 à 2 cm ainsi qu'une disparition totale. Dans aucun cas, le baume n'est resté sans effet. Le traitement avec ce baume à la violette, accompagné de la prise d'élixir de lentilles d'eau et de la saignée hildegardienne, a permis d'éviter maintes opérations.

Huile de lavande

Indications thérapeutiques : faiblesse due au cancer.

Un massage de tout le corps avec de l'huile de lavande est particulièrement efficace pour redonner des forces et de l'énergie aux malades atteints de cancer. Ainsi que l'écrit sainte Hildegarde dans son livre *Physica* :

> Un être humain ayant beaucoup de poux dans le corps, les fera périr s'il respire souvent de la lavande.

Cataplasme de pain de seigle

Pour éviter une récidive du cancer du sein, Hildegarde conseille également les cataplasmes de pain de seigle. On peut aussi les poser sur les ganglions lymphatiques enflés, les vaisseaux lymphatiques, parce que ce sont précisément les endroits du corps où le cancer se propage volontiers.

> Quand le cancer, à savoir de minuscules vers (*gracillimi vermiculi*), ronge la chair d'un être humain, que celui-ci applique souvent (chaque jour) sur son corps des morceaux de pain de seigle chaud : la chaleur tuera les vers.

Élixir de lierre terrestre

Indications thérapeutiques : affections pulmonaires, cancer des bronches.

Recette :

50 g de feuilles de lierre terrestre
60 g de feuilles de basilic
80 g de cumin des champs
2 l d'eau

cuire le tout

30 g de poudre de muscade
10 g de poudre de galanga
60 g de gui de poirier
4 l de vin blanc

recuire encore pendant 5 minutes

600 g de miel à rajouter

Faire cuire encore pendant 5 minutes et filtrer.

Boire trois fois par jour : un verre à liqueur (20 ml) avant les repas et deux verres (40 ml) après les repas.

Sauna à l'améthyste

Indications thérapeutiques : traitement des douleurs dues au cancer

Ce traitement peut supprimer les douleurs osseuses liées aux métastases. Il permet en tout cas, à l'organisme de mobiliser ses forces, et donc allège les souffrances. Ces séances de sauna à l'améthyste doivent être faites toutes les cinq semaines.

Faire tremper l'améthyste dans de l'eau pendant cinq jours et cinq nuits. Faire bouillir ensuite en tenant l'améthyste au-dessus de la casserole, pour que l'eau qui se condense sur la pierre retombe dans la casserole. Puis remettre l'améthyste à tremper pendant une heure dans la même eau. Verser cette eau goutte à goutte sur les pierres brûlantes d'un sauna et faire des inhalations.

Lotion aux cendres de prunier

Indications thérapeutiques : chute de cheveux pendant une chimiothérapie dysfonctionnement hormonal

La chimiothérapie provoque souvent une importante chute de cheveux. Or, un traitement avec une lotion aux cendres de prunier permet d'éviter cet inconvénient, ou encore stimule la repousse des cheveux, si les racines n'ont pas été détruites. Si elles le sont, la repousse devient évidemment impossible.

> Tu réduiras en cendres de l'écorce et des feuilles de prunier, et avec ces cendres tu prépareras une lotion. Quand tes cheveux se flétrissent, tu te laveras souvent les cheveux avec cette lotion, ils tombent sains et beaux, et des nouveaux cheveux repousseront.

Cette lotion est fortement alcaline et doit être diluée dans de l'eau avant l'utilisation, dans la proportion 1 : 1. Après s'être lavé les cheveux comme d'habitude, on prend un à deux verres à liqueur de cette lotion, qu'on dilue avec la même quantité d'eau et on la fait pénétrer dans le cuir chevelu par une douce friction. Il ne faut pas rincer, mais bien frotter et, pour finir, sécher au sèche-cheveux. Ce traitement est à faire une ou deux fois par semaine pendant au moins deux mois.

Alimentation

Un régime alimentaire à base d'épeautre, de fruits et de légumes, est la meilleure protection – avant, pendant et après la maladie – contre les métastases. Les très nombreuses études qui ont été faites, confirment les différents bienfaits de ce régime. Il apporte à l'organisme des fibres, des vitamines et des minéraux particulièrement bénéfiques, et également des substances qui inhibent la production de cellules cancéreuses. Le professeur Weuffen de l'université de Greifswald a été le premier à constater que l'épeautre, les fruits et légumes contenaient du thiocyanate, substance capable de stimuler les défenses de l'organisme, la formation de sang et la production de selles saines. Le thiocyanate a, en outre, des propriétés anti-infectieuses et antiallergiques.

Dans les années 1980, des études ont été entreprises aux États-Unis, par l'Institut de lutte contre le cancer, montrant l'influence de l'alimentation sur la formation du cancer. Elles indiquent :

- la suralimentation favorise le cancer (surpoids) ;
- il y a un rapport direct entre une alimentation riche en graisse (viandes, fromages, œufs) et le cancer du sein, du colon et de la prostate (carcinome) ;
- la consommation excessive d'alcool augmente les risques de cancer ;
- les carences en fruits et légumes frais, ainsi qu'en céréales, jouent un rôle important dans le déclenchement des cancers.

En 1990, l'institut a entrepris des recherches méthodiques sur les composants phytochimiques des aliments. Différentes variétés de céréales, de fruits et de légumes ont ainsi été étudiées : il s'agissait de déterminer quels aliments pouvaient empêcher la formation de tumeurs cancéreuses, les inhiber, voire même éliminer les substances cancérigènes déjà existantes à l'intérieur des cellules.

Lorsque des substances cancérigènes parviennent au noyau cellulaire, elles peuvent modifier l'hérédité du sujet, et reprogrammer les cellules dans le sens d'une croissance anarchique. Or les protéines des céréales, des fruits et des légumes pénétrant à l'intérieur des cellules, délogent les substances cancérigènes qui s'y trouvent.

Pour résumer, on peut affirmer que ces récentes recherches confirment les propriétés anticancéreuses du régime alimentaire préconisé par sainte Hildegarde.

Proposition de menus pour malades du cancer

Lundi

Matin : soupe de châtaignes, plateau de légumes (betteraves, fenouil, courgettes), avec une sauce aux herbes, purée de pois chiches, salade verte avec graines d'épeautre, fruits rouges en gelée.

Soir : soupe de semoule d'épeautre, avec julienne de légumes, pâté de châtaignes épicé, pain d'épeautre, beurre, fromage blanc, salade d'épeautre, infusion de fenouil.

Mardi

Matin : soupe de betteraves, foie de chevreuil avec gnocchis d'épeautre et carottes, salade verte avec grains d'épeautre, pomme au four.

Soir : soupe, légumes marinés, salade de haricots blancs, pain d'épeautre, beurre.

Mercredi

Matin : soupe d'épinards à la crème, Panisse (pois chiches) grillé avec sauce aux amandes ou au galanga, panais, salade verte avec graines d'épeautre, crème de châtaignes.

Soir : soupe, pâté de foies de volaille (poule), pain d'épeautre, beurre.

Jeudi

Matin : soupe de châtaigne et courge, fenouils gratinés, pâtes d'épeautre complet avec un légume de saison, salade verte avec graines d'épeautre, compote de coings.

Soir : soupe aux légumes, soufflet de pommes-biscottes avec une sauce aux cerises.

Vendredi

Matin : soupe de pois chiches, poisson cuit à la vapeur, jardinière carottes céleri, salade verte avec graines d'épeautre, châtaignes glacées.

Soir : soupe de poissons, salade de fenouil-orange, avec pain d'épeautre beurré.

Samedi

Matin : soupe de foie à la crème, graines d'épeautre façon indienne (aigre-doux-relevé) avec rondelles de pommes et d'oignons, salade verte avec graines d'épeautre, salade de fruits.

Soir : soupe de fenouil, pâté de châtaignes.

Dimanche

Matin : minestrone, steak ou ragoût de viande de cerf avec compote de pomme et d'airelles, gnocchis d'épeautre, haricots verts, salade verte avec graines d'épeautre, tarte aux pommes ou courges.

Soir : soupe d'épeautre concassé, timbale de betteraves et salade verte.

Les douleurs qui affectent le corps entier

Les rhumatismes et la goutte

À la suite d'un empoisonnement au mercure dû à des amalgames dentaires, une femme de 64 ans fut atteinte d'une grave polyarthrite. Les terribles douleurs ne s'arrêtaient que grâce à des antalgiques puissants, et cela durait depuis quinze ans. Or, après une semaine de cure dans la maison de cure de Sainte Hildegarde à Allensbach avec saignée, application de ventouses, régime alimentaire à base d'épeautre, assainissement de l'intestin, cure d'or, élixir de lentilles d'eau, mélange de poudre à base de céleri, elle put arrêter complètement les antalgiques, tant son état s'était amélioré.

En Occident, les rhumatismes sont devenus une véritable épidémie. Vingt-cinq millions d'Allemands en souffrent, dont quatre millions de façon chronique. Sur le plan symbolique, les rhumatismes manifestent la dureté de nos sociétés : vie trépidante, donc stress permanent. Quant à l'alimentation, avec son apport excessif en albumine, elle provoque un engorgement du tissu conjonctif, que les vaisseaux sanguins, les nerfs, les muscles et les articulations durcissent, se déforment et se sclérosent.

Au XIIe siècle, le mot « rhumatisme » ne désignait pas encore la maladie qu'on connaît sous ce nom. On employait le mot *catarrhe*, usage qui a persisté jusqu'au XVIIIe siècle. Au Moyen Âge, le mot *rhuma* désignait la morve qui sort des naseaux du cheval. Dans ses livres médicaux, et avec son langage à elle, sainte Hildegarde décrit les affections liées au phénomène rhumatismal, telles que le malade peut les ressentir, et elle propose plus de cent remèdes. En général, elle parle de goutte, d'accès de goutte, de submersion par la goutte, de dislocation des membres – c'est-à-dire la paralysie, les paralysies d'origine nerveuses par exemple, au nombre desquelles il faut ranger la paralysie agitante, c'est-à-dire la maladie de Parkinson, qui est une dégénérescence du système nerveux caractérisée par des tremblements, un ralentissement des mouvements et la rigidité musculaire.

Les rhumatismes provoquent des douleurs plus ou moins aiguës en divers endroits du corps (articulations, muscles, nerfs, tendons, disques intervertébraux) lorsqu'il y a congestion, inflammation, craquement ou foulure. Pour sainte Hildegarde, le rhumatisme est le résultat d'un trouble du métabolisme du tissu conjonctif – mélange anormal des humeurs (dyscrasie) –, analyse que viennent confirmer les récentes découvertes scientifiques. Le terme de « dyscrasie » est de nouveau employé depuis que nous avons une meilleure connaissance scientifique du métabolisme, de l'immunité, des glandes à sécrétion interne et des allergies.

> Quand le métabolisme (*humores*) est perturbé par les maladies ou d'une alimentation malsaine et pathogène, les humeurs chassent les aliments non digérés hors du corps… Quand il y a plus d'humeurs viciées que d'humeurs saines, il se produit dans tout le corps une sorte de fumée (gaz intestinaux putrides, flatulences). Cette fumée se répand alors dans les viscères, l'estomac, puis le corps tout entier, et déclenche toutes sortes d'autres maladies graves (pestes).

Chez la personne rhumatisante, la régulation de base du tissu conjonctif est inhibée, de sorte que les toxines s'y accumulent et forment des infiltrations, c'est-à-dire des nodosités rhumatismales. Lorsque ces dépôts de toxines deviennent trop importants, les articulations enflent et provoquent des douleurs, surtout par temps froid et humide.

> Les déchets froids et humides venant des humeurs s'accumulent dans les fosses nasales et dans la gorge, le cerveau ne pouvant

pas les supporter. Il les évacue alors tout naturellement, sous la pression de l'air.

Mais si cette évacuation naturelle ne peut se faire d'une façon ou d'une autre, l'homme perd la raison et se dessèche de l'intérieur, car son estomac se détériore et son cerveau entre en décomposition...

Ceux qui ont beaucoup de toxines, dont ils ne peuvent se débarrasser, ont une chair de mauvaise qualité, et pas de santé, ils ne peuvent plus être bien portants. Ceux qui parviennent à les évacuer, sont plutôt maigres mais restent néanmoins en bonne santé. Ceux que les toxines rendent malades doivent prendre des remèdes (dépuratifs) pour se purifier.

Les toxines sont les premières responsables des affections rhumatismales. Ces toxines, ou venins, ne sont pas seulement dues à des bactéries (streptocoques), des virus et des parasites, mais aussi aux substances nocives contenues dans les obturations dentaires, aux médicaments chimiques, aux «poisons de cuisine», ainsi qu'à un excès de crudités. À tout cela, il faut ajouter les repas trop copieux, l'abus d'alcool, le stress et quantité d'autres allergènes pour l'âme, en particulier l'impatience, la peur et la colère, qui sont autant de facteurs aggravant les affections rhumatismales.

Lorsqu'un homme est accablé de toutes sortes de peines et de peurs, ou qu'il a abusé de mets et de boissons de toutes sortes, accumulant ainsi les humeurs nocives et les mucosités (déchets), son âme, ébranlée et fatiguée, succombe sous le poids des contrariétés et perd de sa vitalité.

Selon sainte Hildegarde, les affections rhumatismales appartiennent aux vingt-quatre maladies essentielles dues à l'hérédité, ou à l'altération des humeurs.

Le corps devient raide comme un instrument de musique, et réagit en se brisant avec fracas.

Elle décrit également une conséquence souvent mortelle des rhumatismes : l'attaque d'apoplexie et les manifestations de paralysie qu'elle entraîne :

> Lorsque l'humide et le tiède forment des mucosités sèches et de l'écume, ils déclenchent en une bourrasque très dangereuse et font retentir un bruit alarmant, comme un coup de tonnerre. Ce bruit se répercute jusque dans les artères, la moelle épinière et les tempes. L'homme perd alors ses forces, et ses membres sont frappés de paralysie. Et il demeure ainsi jusqu'à ce que les deux humeurs en question se dispersent et retrouvent un fonctionnement plus normal. Si Dieu le veut, il vivra alors encore longtemps.

De la même manière, les contrariétés, le stress, la colère, les soucis, l'inquiétude, la peur ou un choc existentiel grave peuvent déclencher une gigantesque colère dans le ventre, laquelle se propagera jusque dans l'intestin, s'y déchaînera, donnant naissance à de nombreux « vers ». La science actuelle confirme que des agents pathogènes, comme les adénovirus et les rétrovirus, *l'herpès simplex virus*, les papillomavirus ou l'Epstein-Barr, entraînent une surcharge du système immunitaire. Les bactéries ou les virus travestis en protéines, semblables à s'y méprendre à des tissus normaux, attaquent alors le système immunitaire. Les leucocytes T, qui se déplacent sans cesse dans l'organisme pour y faire le guet, commencent aussitôt à se multiplier afin de neutraliser les substances toxiques émanant de ces corps étrangers dangereux. Ceux-ci peuvent même perturber la substance albumoïde du corps, ce qui, en cas de rhumatismes, se répercute sur les tendons, les ligaments, le cartilage, voire les os ; s'il s'agit d'une autre maladie auto-immune, la sclérose en plaques, par exemple, provoque la destruction des cellules nerveuses.

Dans ce dernier cas, les cellules immunitaires s'attaquent à la membrane protectrice du système nerveux et de la moelle épinière. C'est la même chose avec la myasthénie grave, maladie plus rare, dans laquelle les cellules nerveuses sont également attaquées, produisant alors une paralysie ou un blocage de l'influx nerveux ; de même avec le lupus tuberculeux, où le derme est infiltré par des foyers tuberculeux, et le lupus érythémateux chronique qui provoque l'atrophie cutanée.

Le traitement allopathique des rhumatismes

Pour la médecine allopathique, les rhumatismes sont une maladie incurable dont on ne peut soigner que les symptômes par des antalgiques, des anti-inflammatoires et des immunosuppresseurs. Or, tous ces médicaments inhibent à la fois la régulation de base du tissu conjonctif et sa désintoxication. Sans parler des divers effets secondaires qu'ils peuvent provoquer : ulcères d'estomac et de l'intestin, lésions du foie et des reins, troubles plus ou moins graves de la formule sanguine, affaiblissement dangereux des défenses immunitaires. Après des décennies de recherche sur les affections rhumatismales, on continue à pratiquer ces chimiothérapies avec des antimitotiques comme le MTX (methotrexate), bien que la notice explicative indique pourtant que : « Certains malades sont morts sous l'effet de cette thérapie. »

Enfin, quand on sait qu'à tous ces inconvénients, s'ajoutent, dans les cliniques spécialisées, les plats avec viande, œufs, fromage et autres produits laitiers, n'étonne plus que les patients soient plus malades en sortant qu'en entrant.

Le traitement des affections rhumatismales selon sainte Hildegarde

Dans l'art de guérir de sainte Hildegarde, le traitement des affections rhumatismales passe, bien sûr, par une approche globale de l'être humain. Les affections rhumatismales, comme n'importe quelle autre maladie, ne doivent pas seulement être considérées dans leurs symptômes, ce qui demande de la part du malade comme d'ailleurs, de son médecin, une très grande persévérance. Le patient devra également abandonner, peu à peu, les remèdes chimiques qui empêchent sa guérison. Un traitement efficace des rhumatismes doit prendre en compte tous ces facteurs. On retrouve exactement là les six règles d'or qui doivent être à la base de l'organisation de la vie des patients, telles qu'elles ont été énumérées au début de ce livre :

- Donner la préférence aux remèdes naturels offerts par la création.
- Adopter un régime alimentaire approprié : à base d'épeautre, de fruits et de légumes.
- Veiller à maintenir un juste équilibre entre le sommeil et la veille.
- Éliminer de sa vie l'agitation et le stress, et se détendre aussi souvent que possible, notamment grâce à la méditation et à la prière, mais aussi au moyen d'activités créatives et délassantes.
- Désengorger le tissu conjonctif avec la saignée, l'application de ventouses, la moxibustion, le sauna et le bain.
- Éviter d'abîmer l'âme par des accès de colère, ou par le stress. Éviter l'endurcissement inutile en cultivant la patience, la compassion, le lâcher prise. Le remède universel, dans ce cas, est la cure de jeûne et de régénération.

À l'inverse de la médecine officielle qui ne connaît que trois moyens de combattre les rhumatismes : antalgiques, anti-inflammatoires et immunosuppresseurs, sainte Hildegarde propose plus de cent remèdes, dont voici les plus efficaces.

Élixir de lentilles d'eau (voir la recette p. 195)

Indication thérapeutique : douleurs rhumatismales, mauvais équilibre humoral

Prendre un verre à liqueur avant le petit-déjeuner et un verre à liqueur avant d'aller au lit. Consommer en tout trois litres de cet élixir pendant deux mois.

Vin d'absinthe (voir la recette p. 55)

Indication thérapeutique: encrassement de l'organisme

Prendre tous les deux jours 1 verre à liqueur avant le petit-déjeuner. Faire des cures de mai à octobre.

Cure de coings

Indications thérapeutiques: rhumatismes (à titre préventif également), arthrite, urémie.

> Le cognassier est l'image de l'intelligence... mangé cru, son fruit couleur d'or ne nuit ni au malade, ni au bien portant. Mais cuit à l'eau ou grillé, il est également très digeste, à la fois pour le malade et le bien portant aussi. Que celui qui souffre de rhumatismes mange souvent des coings, cuits à l'eau ou grillés, et les substances pathogènes disparaîtront ainsi. Quant à celui qui sécrète beaucoup de salive, il mangera, lui aussi, des coings cuits à l'eau ou grillés, qui l'assécheront intérieurement, et sa sécrétion de salive diminuera.

Tout adepte de l'art de guérir de sainte Hildegarde devrait profiter de l'automne pour faire une cure de coings.

- coings coupés en dés (comme des pommes),
- Préparés en compote (cuits dans de l'eau ou du vin pendant 20 minutes),
- En tarte sur une pâte brisée,
- En confiture,
- Incorporé à de la pâte à pain (on peut ajouter également des amandes douces et du galanga).

Le pain aux coings est une recette spécifique de sainte Hildegarde, que l'on ne trouve nulle part ailleurs. On peut en manger tout au long de l'année et pas seulement à l'époque de Noël.

Ceinture en peau de blaireau

Indications thérapeutiques: douleurs rhumatismales (à titre préventif), accès de grippe, mauvaise circulation du sang.

> Il y a une grande puissance dans la fourrure de blaireau: fais-en une ceinture, que tu porteras directement sur la peau nue, et toute maladie s'en ira. Ce sera comme après un orage, quand l'air a retrouvé sa douceur et la nature son calme, et aucune maladie dangereuse ne s'abattra sur toi.

Les poils du blaireau se prêtent particulièrement bien aux micro-massages de la peau. Ils provoquent une bonne irrigation sanguine, donc une meilleure évacuation des déchets du tissu conjonctif; et sont particulièrement efficaces pour apaiser les douleurs liées à l'arthrose, à l'arthrite et à la sciatique.

Vin a la cannelle

Indications thérapeutiques: déficience humorale, fièvre d'origine rhumatismale, troubles hormonaux, troubles du métabolisme, goutte, diabète, paludisme.

> L'écorce du cannelier est très riche en calories et possède une forte viridité. Sa valeur en calories est telle qu'elle empêche l'humidité de s'installer (en l'homme) et celui qui en mange souvent fait disparaître en lui, les mauvaises humeurs. Si, donc, une personne souffre d'épuisement après une paralysie d'origine goutteuse (la vraie goutte), ou si elle est atteinte d'une fièvre se déclarant tous les trois ou quatre jours (paludisme), elle prendra un pot en métal, y versera du bon vin, et ajoutera des feuilles et du bois de cannelier encore plein de sève. Elle fera bouillir le tout à feu vif et en boira souvent de ce vin chaud. Elle guérira alors.

On peut remplacer les feuilles de cannelle par de l'écorce. Ajouter alors un bâton de cannelle à un quart de litre de vin et faire bouillir le tout pendant trois minutes. Filtrer, le vin est prêt.

Le vin de cannelle combat efficacement les accès de fièvre intermittente, tierce ou quarte, caractéristique du paludisme, mais pouvant se manifester aussi dans les infections virales. Ajoutons qu'il est toujours particulièrement efficace pour éliminer les humeurs viciées (*mali humores*).

Cure d'or (nuggets ou pépites*)*

Indications thérapeutiques : polyarthrite (remède universel), grippe (à titre préventif), vraie goutte, rhumatismes.

> Si quelqu'un est bloqué par la goutte, il prendra de l'or et le fera cuire, le temps qu'il faut pour enlever les impuretés, mais pas davantage, pour ne rien perdre de cette précieuse matière.
>
> Puis il réduira cet or en poudre, c'est-à-dire qu'il le moudra. Ensuite, il prendra environ une demi-poignée de farine, qu'il pétrira avec de l'eau, et il ajoutera à la pâte 0,6 grammes d'or, soit la valeur d'une *obole* (ancienne monnaie grecque en or). Il mangera de cette poudre le matin à jeun. De même, le deuxième jour, il fera cuire avec la farine et le même poids d'or moulu, un gâteau qu'il mangera le matin à jeun. Il sera alors débarrassé de la goutte pendant un an. L'or stationnera deux mois dans son estomac et son intestin, sans les attaquer, ni les rendre ulcéreux ; au contraire, si ceux-ci sont froids et pleins de glaireux, il les réchauffera et les purifiera, sans mettre cet homme en danger. Si la personne qui prend ce remède est en bonne santé, l'or la lui conservera, et si elle est malade, il la guérira.

D'après notre expérience, il est bon de faire cette cure de poudre d'or après une saignée, lorsque celle-ci a déjà commencé à assainir le tractus gastro-intestinal. Bien que l'or y demeure deux mois, il n'abîme pas les muqueuses, ne les rend pas ulcéreuses. Cet or est d'ailleurs visible sur les radiographies. Les sucs gastriques ne pouvant le dissoudre, il ne risque pas de se répandre dans le sang (seule *l'eau réale*, mélange d'acides à base de salpêtre, peut le dissoudre). L'or se répartit seulement dans le tractus gastro-intestinal, sans doute pour parer à toute attaque du système immunitaire.

La cure d'or de sainte Hildegarde ne doit pas être confondue avec le traitement aux sels d'or chimiques de la médecine habituelle, hautement toxiques, parce que se répandant effectivement dans le sang. Leur toxicité est telle qu'ils peuvent provoquer une inflammation générale des muqueuses, des néphrites, des altérations plus ou moins graves de la formule sanguine : une déficience de plaquettes, voire une agranulocytose, des lésions du foie, des méningites et la cécité. Les sels d'or chimiques ne font qu'aggraver l'état du pauvre rhumatisant. L'or utilisé par sainte Hildegarde est de l'or pur sous forme de pépites (*nuggets*), et n'entraîne aucun effet secondaire.

Mélange de poudres à base de céleri

Indications thérapeutiques : douleurs liées à la goutte, maladie de Parkinson, tremblements dans les membres, arthrose, arthrite, doigts et gencives goutteuses.

Recette :

60 g de poudre de graines de céleri
20 g de poudre de rue officinale
15 g de poudre de noix de muscade
15 g de poudre de clous de girofle
5 g de saxifrage

Saupoudrer une cuillerée à café de ce mélange sur une tranche de pain tartinée de confiture de coings. Bien mâcher. En cas de douleurs aiguës, prendre ce remède trois fois par jour. Dans les 15 jours qui suivent, réduire à deux cuillerées à café par jour, puis à une cuillerée, jusqu'à totale disparition des douleurs. Si les douleurs se réveillent à nouveau (nouvel accès de goutte), refaire la même cure.

Les coings, comme les graines de céleri, ont la propriété d'abaisser le taux d'acide urique dans le sang. Les douleurs disparaissent assez rapidement (au plus tard sous huitaine). Si ce n'est pas le cas, c'est que le mal est autre que la goutte.

Faire une cure de six à huit semaines. Elle est le meilleur remède contre la goutte, vraie alternative aux antalgiques utilisés par la médecine allopathique, et elle a l'avantage de n'avoir aucun effet secondaire ; et même les doigts déformés par la goutte peuvent progressivement reprendre leur forme !

Miel au fenouil des Alpes (voir la recette p. 101)

Indications thérapeutiques : assainissement de l'estomac et de l'intestin, mycose intestinale.

> Plus précieux que l'or, (l'électuaire de poires au miel de fenouil des Alpes) élimine les humeurs nocives et nettoie le corps de l'homme de ses moisissures.

Cure de comprimés d'aigremoine

Indications thérapeutiques : cure d'assainissement des muqueuses de la sphère ORL, cure dépurative, élimination des humeurs nocives, élimination des déchets et glaires liés aux rhumatismes.

La préparation de ces comprimés est extrêmement compliquée. Aussi vaut-il mieux acheter les comprimés d'aigremoine dans un magasin spécialisé. On commence par exposer les comprimés au soleil, puis on prend huit comprimés le matin au lit, dès le lever du soleil, en les laissant fondre lentement sur la langue. Rester à jeun jusqu'à midi. Faire une cure de deux semaines.

Gâteaux dépuratifs au gingembre

Indication thérapeutique : nettoyage de l'intestin

Voir la recette page 00 et 000.

Prendre, pendant 1 semaine, un gâteau au gingembre, le matin avant de se lever.

Les baumes et les huiles

Baume a l'absinthe

Indication thérapeutique : arthrose, arthrite
Recette :

10 g de jus d'absinthe fraîche
6 g de moelle de cerf
10 g de graisse de cerf
8 g de graisse de bœuf
6 g d'huile d'olive

Faire chauffer le jus d'absinthe au bain-marie avec la moelle, la graisse de cerf et la graisse de bœuf. Remuer jusqu'à obtenir un mélange onctueux.

Filtrer à travers un linge et remplir des pots avec ce baume. En masser les articulations douloureuses plusieurs fois par jour.

L'efficacité de cet onguent est augmentée si l'on effectue les massages près d'un feu de bois, surtout si ce bois est de l'orme, car l'orme est connu pour ses propriétés antalgiques. La pommade à l'absinthe opère de vrais miracles. Quelques minutes suffisent à apaiser les douleurs et à rendre une certaine souplesse aux articulations.

Attention : il ne faut pas réchauffer les articulations atteintes de rhumatismes inflammatoires ou d'arthrite, car la chaleur aggrave l'inflammation. Il faut faire les massages à la température ambiante.

Baume au foie de blaireau

Indications thérapeutiques : douleurs articulaires, mélanome, mal au côté et dans le dos.

Recette :

1 foie de blaireau
1 cœur de blaireau
2 litres d'eau

500 g de feuilles de cassis
400 g de linaire
100 g de graisse de blaireau

Hacher le foie et le cœur de blaireau, les réduire en purée avec le mixeur et faire cuire dans l'eau pendant 1 heure. Ajouter ensuite les feuilles de cassis et la linaire, ainsi que la graisse de blaireau. Bien mélanger le tout et faire cuire encore 5 minutes. Filtrer la partie liquide, presser dans un linge. Fouetter l'onguent à froid, puis le mettre dans des petits pots. Masser quotidiennement les endroits douloureux à l'aide de ce baume.

Baume au sapin

Indications thérapeutiques : goutte, rhumatismes, maux de tête, colère, faiblesse du système neurovégétatif

Recette : voir la p. 134

Masser, matin et soir, la région du cœur, du nombril, éventuellement les tempes et le front, avec ce baume au sapin.

Huile aux baies de laurier

Indication thérapeutique : douleurs rhumatismales

Voir les recommandations à la p. 134.

Pour renforcer l'action du laurier, ajouter 1/3 d'huile de genévrier ou de sève de buis. Masser les articulations à l'aide de cette huile.

Huile à la rose

Indications thérapeutiques : douleurs rhumatismales, névralgies, crampes

Recette :

1 ml d'huile essentielle de rose
100 ml d'huile d'olive

Mélanger, puis masser quotidiennement les parties douloureuses.

Baume au linaire

Indications thérapeutiques: goutte, rhumatismes, polyarthrite, accès rhumatismaux, avec «déferlement» de douleurs.

Recette:

1 ou 2	de cuillerées à soupe de linaire fraîche
100 g	de saindoux
50 ml	d'huile d'olive

Hacher le linaire et le mélanger dans le saindoux et l'huile. Faire chauffer au bain-marie tout en remuant. Puis laisser refroidir, tout en continuant de remuer. Masser les endroits douloureux plusieurs fois par jour.

Baume au thym

Indications thérapeutiques: rhumatismes articulaires déformants, goutte, paralysie.

Recette:

1 g	de feuilles de sauge fraîche
2 g	de euphorbe des jardins
3 g	de thym
15 ml	d'eau
10 g	de graisse de chèvre
20 g	de saindoux

Hacher la sauge, l'euphorbe et le thym et les faire bouillir dans l'eau. Puis ajouter les matières grasses et faire chauffer l'ensemble au bain-marie. Remuer jusqu'à obtenir un mélange onctueux, et laisser refroidir. Masser les parties douloureuses plusieurs fois par jour. Cette pommade apaise aussi, jusqu'à un certain point, les douleurs liées aux métastases osseuses.

Enveloppements et compresses

Enveloppement aux feuilles de frêne

Indications thérapeutiques : rhumatismes articulaires, disques intervertébraux douloureux, polyarthrite, goutte.

Application : Faire bouillir une poignée de feuilles de frêne dans ¼ à ½ litre d'eau pendant 5 minutes, puis filtrer. Appliquer une compresse chaude sur l'endroit douloureux, pendant 1 à 2 heures. Pour éviter les taches, placer les feuilles sous plastique.

Cataplasme aux grains de blé

Indications thérapeutiques : douleurs dans le dos ou dans les reins, lésions des disques intervertébraux, tour de reins.

Application :

1 kg de froment
3 l de eau

Faire bouillir le blé dans l'eau pendant 15 minutes et filtrer. Répartir le blé encore chaud, mais non brûlant, sur une serviette en éponge, qu'on repliera et appliquera sur l'endroit douloureux pendant deux heures. Maintenir le cataplasme à l'aide d'un linge afin que les grains ne s'échappent de la serviette. Boire en même temps du vin à la racine de galanga.

Cataplasme aux feuilles de plantain (frais)

Indications thérapeutiques : douleurs rhumatismales, douleurs aiguës et lancinantes.

Application :

Faire bouillir une poignée de feuilles de plantain dans ¼ ou ½ litre d'eau, puis filtrer. Appliquer ce cataplasme chaud sur l'endroit douloureux pendant une à deux heures.

Cataplasme aux feuilles de rue et de persil

Indications thérapeutiques : urémie, rhumatismes articulaires du buveur, tour de reins, sciatique.

Application :

10 g de feuilles de persil frais
40 g de feuilles de rue officinale
100 ml de huile d'olive

Hacher le persil et la rue vineuse, puis faire bouillir à petit feu dans l'huile d'olive. Appliquer chaud sur l'endroit douloureux. Fixer le cataplasme à l'aide d'une bande. Laisser de une à deux heures.

Les élixirs

Élixir de menthe crépue

Indications thérapeutiques : douleurs rhumatismales, douleurs musculaires, douleurs dans les parties molles (chairs et viscères), douleurs liées à la précancérose

Recette :

20 ml de jus de menthe crépue
80 ml de vin

Mélanger le jus de menthe crépue et le vin. Prendre 1 verre à liqueur de cet élixir trois fois par jour : avant le petit-déjeuner, après le dîner et avant d'aller au lit.

En cas d'estomac fragile, réduire la prise à 1 cuillerée à café. On pourra exceptionnellement prendre également de la teinture mère de menthe crépue.

Élixir aux cendres de prunellier

Indications thérapeutiques : sclérose en plaques, goutte, douleurs d'origine nerveuse, paralysie après une attaque d'apoplexie.

C'est une boisson plus précieuse que l'or, car le prunellier a un pouvoir énergétique puissant, qui fouette. C'est pourquoi on doit le réduire en cendres, pour lui ôter son âcreté nocive et le tempérer. Boire son suc à l'état pur aurait un effet trop violent sur le corps. Le pouvoir énergétique de ses cendres, mélangé à celui des clous de girofle, de la cannelle et du miel, et harmonisé à celui du vin, élimine les humeurs au pouvoir calorifique et la froideur préjudiciables, lesquelles sont à l'origine des accès de goutte.

Recette :

40 g	de cendres de prunellier
30 g	de poudre de clous de girofle
60 g	de cannelle
100 g	de miel écumé
3 l	de vin

Faire bouillir les cendres de prunellier, la poudre de clous de girofle et la poudre de cannelle dans le vin additionné de miel. Filtrer et verser dans des bocaux stérilisés. Pendant quatre semaines, prendre une cuillerée à soupe avant les repas, ainsi qu'un verre à liqueur après les repas. Ensuite, arrêter la cure pendant deux semaines, puis la reprendre pendant une période de trois à six mois.

L'élixir aux cendres de prunellier est très efficace dans le cas d'une paralysie due à une attaque d'apoplexie, ou bien de paralysies liées à la sclérose en plaques à ses débuts. Mais de tels résultats exigent une cure prolongée. Suivre en même temps un régime à base d'épeautre, de fruits et de légumes. Éviter à tout prix les crudités.

Suc de plantain (teinture mère)

Indications thérapeutiques : goutte, douleurs rhumatismales, foyers rhumatismaux.

Recette :

5 à 10	de gouttes teinture mère
1 verre	d'élixir de vin persil.

Ajouter les gouttes de teinture mère dans un verre à liqueur d'élixir de persil. Prendre après les repas.

Vin a la racine de galanga

Indications thérapeutiques : douleurs dans le dos ou les reins, point de côté (pleurodynie), disques intervertébraux douloureux

Si quelqu'un a mal au dos, ou dans les côtés, à cause d'humeurs viciées (*mali humores*), il fera bouillir (à feu moyen) la racine de galanga dans du vin, boira souvent de cette décoction, et ses douleurs s'apaiseront.

Recette :

1 cuillerée à café de racine de galanga (coupée en petits dés)
1 verre de bon vin

Faire bouillir le galanga dans le vin, entre deux et trois minutes, puis filtrer. Boire chaud, à petites gorgées.

Bain aux pousses de fougère

Indications thérapeutiques : rhumatismes

Si quelqu'un est perclus de goutte (rhumatismes), qu'il prenne des feuilles de fougère bien fraîches et les fasse bouillir dans de l'eau. Il se baignera souvent dans cette eau, et la goutte disparaîtra.

Application :

5 pousses de fougères, hacher fin et faire bouillir dans
1 litre d'eau, pendant 5 minutes

Filtrer et ajouter le liquide à l'eau d'un bain à 38 °C. Rester dans l'eau pendant 20 minutes.

En absence de fougère fraîche du printemps, employer du suc de fougère préparé d'avance (environ 10 ml par bain).

Les trois pierres précieuses suivantes donnent des résultats particulièrement remarquables lors d'affections rhumatismales : la chrysoprase, le jaspe et le saphir.

Chrysoprase

Mettre une chrysoprase (taillée en pierre plate) directement sur la peau. C'est un excellent remède contre l'arthrite des doigts, les rhumatismes articulaires, l'arthrose de la hanche et du genou. La chrysoprase a en effet le pouvoir de tirer le mal hors des articulations, si bien que les douleurs cèdent au bout de quelques minutes.

Jaspe

Contre les rhumatismes des parties molles (chairs et viscères), névralgies, sciatiques : fixer le jaspe (taillé en pierre plate) avec un sparadrap directement sur la peau et le laisser de un à trois jours. Les résultats sont particulièrement probants en cas de sciatique : le jaspe est alors posé directement sur la racine même du nerf, c'est-à-dire sur l'endroit le plus douloureux.

Saphir

On met le saphir dans sa bouche pendant un quart d'heure. C'est un remède particulièrement efficace.

Indications thérapeutiques :accès aigus de rhumatisme et de goutte.

Le régime alimentaire

Sainte Hildegarde désigne la goutte sous le terme de podagre (urémie), un mal qu'elle décrit de façon détaillée dans le dernier chapitre de son livre, *Causae et curae, Les Causes et les remèdes.* Cette affection a, en fait, deux causes : une alimentation trop riche en albumine (viande, œufs, fromages gras et autres sous-produits animaux), ainsi qu'une consommation excessive d'alcool.

> Celui dont les chairs sont trop épaisses et flasques, et qui abuse des friandises, se prépare de forts accès de goutte… De même, celui qui mange pêle-mêle n'importe quoi, tombe facilement malade. Quand quelqu'un consomme en abondance toutes sortes de friandises, les humeurs viciées finissent par dominer, déborder et proliférer ; il devient alors impossible de les contenir. Elles partent dans tous les sens, sans aucun ordre, et atteignent la partie inférieure du corps, les jambes et les pieds, où elles exercent leurs ravages. Mais comme là, leur évacuation est impossible, elles voudraient bien rejoindre la partie supérieure du corps, mais en vain. Elles stationnent donc dans les membres inférieurs, se transforment en glaires (crasse) et durcissent. La personne se met alors à souffrir du gros orteil (goutte), et les douleurs sont si fortes qu'elle a bien des difficultés à marcher.

Le régime alimentaire à base d'épeautre, de fruits et de légumes est alors très efficace, à condition d'éviter coûte que coûte les protéines animales. Sainte Hildegarde propose, en complément de ce régime, un certain nombre de remèdes spécifiques.

Aneth

> Il est déconseillé de le manger cru, car il est plus imprégné de l'humidité du sol que le fenouil, sans compter qu'il absorbe un peu du gras de la terre. Par contre, cuit, il débarrasse l'homme de ses rhumatismes. Il est donc utile de le manger ainsi.

L'aneth se consomme habituellement dans les sauces, notamment la « sauce verte », qui était un des délices préférés de Goethe.

Rue (ruta graveolens)

Indication thérapeutique : paralysies.

Mâcher 3 ou 4 feuilles de rue après le repas, ou bien prendre 1 comprimé de cette rue.

La rue appartient aux plantes dites solitaires, C'est-à-dire qui constitue une thérapeutique suffisante en elles-mêmes. Les feuilles mâchées crues doivent être préférées aux comprimés. Ceux-ci ont néanmoins l'avantage d'être disponibles toute l'année. Le terme « amaritudines » signifie littéralement « rendu amer » mais, chez sainte Hildegarde, il comporte également l'idée d'excès d'acidité dans le corps, l'acidose (les affections du foie, comme le diabète). Des découvertes récentes indiquent que la rue peut régénérer les fibres protectrices des nerfs. Aussi son champ d'utilisation est-il la sclérose en plaques[1].

Oignon

Indications thérapeutiques : goutte, affections rhumatismales avec accès de fièvre, artériosclérose

L'oignon n'est sain que cuit. La soupe à l'oignon est un bon remède anti-rhumatismal, mais aussi un menu-test pour les patients qui ont des problèmes d'estomac : cette soupe libère les flatulences pouvant être à l'origine de cette affection (comparer p. 70).

Foie de chevreuil

Manger du foie de chevreuil fait disparaître la goutte, car il a la propriété d'assainir l'estomac.

En conclusion de tout ceci, on peut composer un plan de menus spécifiques pour les malades atteints de la goutte, de rhumatismes et de paralysies :

1. Les recherches sur les vertus curatives de la rue sont soutenues par la *Fondation Carstens de physiothérapie.*

Proposition de menus types en cas d'affections rhumatismales

Lundi

Midi : soupe à l'oignon, légumes variés avec carrés de semoule grillé aux herbes, laitue aux grains d'épeautre, purée de coings.

Soir : soupe, pain d'épeautre et fromage blanc aux fines herbes, tisane de fenouil.

Mardi

Midi : potage de potiron, boulettes d'épeautre grillées avec légumes émincés et herbes variées, sauce au galanga, salade verte, moitiés de poires fourrées.

Soir : potage, salade de légumes à la façon de sainte Hildegarde, pâté végétal et pain d'épeautre.

Mercredi

Midi : potage de marrons, gigot d'agneau à la provençale, haricots verts, « spätzle » d'épeautre, salade verte aux herbes, tarte aux coings.

Soir : pomme et coings soufflés sur canapé.

Jeudi

Midi : minestrone, fenouil au four (très cuit) avec boulettes de semoule aux herbes, salade verte aux grains d'épeautre.

Soir : courgettes fourrées de légumes à la façon de sainte Hildegarde, sauce béchamel, pain d'épeautre.

Vendredi

Midi : potage de fenouil, filet de truite saumonée avec épinards, sauce à l'aneth, nouilles d'épeautre, laitue aux grains d'épeautre, fromage blanc aux framboises.

Soir : potage, pâté végétal, pain d'épeautre, beurre, salade de pommes et de betteraves rouges.

Samedi

Midi : bouillon de pied-de-veau, épeautre perlé à l'indienne (sauce aigre-douce), laitue aux grains d'épeautre, marrons glacés.

Soir : crêpes à la farine d'épeautre fourrées aux herbes et aux légumes.

Dimanche

Midi : potage de betteraves rouges, foie de chevreuil grillé avec pommes et rondelles d'oignon, nouilles à la farine d'épeautre et de châtaigne, salade verte, crème à l'orange.

Soir : crêpes d'épeautre fourrées à la compote de coings.

«Vivre en rythme avec la nature»

Un art de guérir pour les femmes

Depuis la puberté, une jeune femme de 30 ans souffrait de spasmes si violents durant ses règles que, chaque mois, elle devait rester au lit pendant deux jours et demi. En outre, elle avait des nausées, des douleurs lancinantes dans la région du cœur et mal à la tête. Ce problème au moment des règles, elle l'avait en partie hérité de sa mère. Un traitement aux comprimés de fenouil et de galanga (1 ou deux comprimés, cinq fois par jour) a permis de diminuer considérablement les spasmes, si bien que cette jeune femme ne reste plus alitée qu' une demi-journée, et seulement au début de ses règles. Le fenouil renforce les propriétés antispasmodiques du galanga, et rend également son goût plus agréable.

Le moment idéal pour concevoir un enfant en bonne santé

La femme est plus soumise que l'homme aux cycles de la vie – notamment par ses menstruations, qui régissent ses jours de fécondité. Mettant au monde des enfants, elle participe à un cycle qui concerne l'ensemble du cosmos et dont Dieu est le maître; germination, maturation, moisson. Pour sainte Hildegarde, tout germe de vie contient une semence divine, et l'acte de procréation met en action la force universelle de vie.

> Il existe une force intemporelle, de qualité verte. Le Dieu vivant se déploie dans sa création comme un organisme verdoyant pour y apporter un fruit mûr, c'est-à-dire la vie.

Si un couple envisage de procréer, il faut qu'il se prépare à l'événement. L'état d'esprit de la femme et de l'homme au moment de la conception a, en effet, une très grande importance, puisque l'ovule et le sperme dont naîtra leur enfant renferment les gènes qui détermineront la qualité de sa vie. Pour lui assurer un bon patrimoine génétique, les parents doivent avoir une bonne hygiène de vie, éviter tout ce qui peut être nocif à l'enfant, physiquement et mentalement. Une hygiène de vie et une alimentation saine, à base d'épeautre, de fruits et de légumes, lui assureront une bonne hérédité.

Toutefois, les parents subissent également les influences cosmiques, notamment les différentes phases de la lune, dont dépend la production d'hormones. Les hormones sont transmises, par l'intermédiaire du tissu nerveux, à l'hypophyse où elles sont stimulées. Voici plus de 800 ans, que sainte Hildegarde décrivait déjà l'encéphale et sa fonction : les deux lobes du cerveau, notamment le lobe antérieur de l'hypophyse, avant tout responsable de la production d'hormones sexuelles, et leur liaison avec le cerveau grâce aux fibres nerveuses. Ainsi, les pensées et les sensations présentes chez l'homme et la femme transmettent leurs messages à l'ensemble de l'organisme, influençant leur vie affective et sexuelle.

> L'intérieur de la boîte crânienne de la femme est partagé en deux, pour permettre l'ouverture des vaisseaux au moment des menstruations et l'écoulement du sang. L'hypophyse s'ouvre également, pour permettre au sang purificateur de s'écouler. À la fin des menstrues, l'intérieur de la boîte crânienne se referme, les vaisseaux se reforment et le sang cesse de couler.

> Lorsqu'un saignement se déclenche à un moment inopportun, non-conforme à l'ordre naturel, la femme commence à ressentir diverses douleurs accompagnées de fièvre – au ventre, dans les côtés et les reins – et ces douleurs empêchent l'hypophyse de se refermer. Elle souffre alors autant qu'un homme qui aurait subi

une blessure. Elle doit donc être vigilante, et ne pas s'exposer à d'autres maux, car, en ces moments-là, même les remèdes doivent être utilisés avec précaution.

Pour que leur futur enfant soit sain sur tous les plans, les parents doivent se préparer à l'acte géniteur. Si possible, ils procéderont à un nettoyage complet de tout leur être : corps, âme et esprit, sur une période de trois mois. Ils adopteront un régime à base d'épeautre, de fruits et de légumes et appelleront sur eux les sept forces créatives suivantes, que sainte Hildegarde a décrites dans sa *Psychothérapie* :

- l'amour des choses divines ;
- la discipline ;
- la pudeur ;
- la compassion ;
- la confiance en Dieu ;
- la patience ;
- le désir de Dieu.

La grossesse

Toute grossesse devrait se dérouler sous la protection de huit vertus. Sainte Hildegarde les a regroupées en trois classes, les deux premières qui en comportent trois, et la troisième deux seulement :

1) *Abstinentia* (abstinence) ;
2) *Vera largitas* (générosité) ;
3) *Pietas* (piété, dévouement) ;
4) *Veritas* (vérité, loyauté) ;
5) *Pax* (paix) ;
6) *Felicitas* (bonheur) ;
7) *Discretio* (esprit de mesure) ;

8) *Salvation animarum* (salut des âmes).

Ces vertus cultivées pendant toute la durée de la grossesse sont le plus beau cadeau qu'une mère puisse déposer dans le berceau de son enfant. Elles marqueront sa vie entière, et prospéreront dans son corps et dans son âme. Quand ces forces font défaut, selon sainte Hildegarde, l'âme de l'enfant risque d'être affligée de certaines faiblesses morales :

- *Ingluvis ventri* (penchant à la boulimie) ;
- *Acerbitas* (acerbité, dureté de cœur) ;
- *Impietas* (impiété) ;
- *Fallacitas* (mensonges, déloyauté) ;
- *Contentio* (esprit de mécontentement) ;
- *Infelicitas* (hypocondrie, tristesse) ;
- *Immoderatio* (démesure) ;
- *Perdito animarum* (âme morte, perdition).

Ces faiblesses de l'âme peuvent déclencher de fortes réactions dans l'organisme de l'enfant, en particulier dans le tractus gastro-intestinal. Elles commencent à imprégner l'enfant dès le stade fœtal. Plus tard, elles risquent de déclencher des maladies gastro-intestinales chroniques, telle la gastrite, les colites, la maladie de Crohn et la maladie cœliaque/sprue. Une fois devenu adulte, s'il prend conscience de son vécu intra-utérin pardonne à ses parents et fait la paix avec eux, il pourra guérir.

Une grossesse sous le signe de l'*abstinentia* (l'abstinence) physique a une importance tout aussi capitale. Il est conseillé à la future mère de s'abstenir de tout régime alimentaire trop riche, et d'éviter l'alcool, le café, les cigarettes, les médicaments superflus, voire les relations sexuelles. D'après sainte Hildegarde, ces différents facteurs entraînent des surcharges organiques, de sorte que la mère risque la fausse couche ou l'accouchement prématuré. La fausse couche peut facilement être évitée en entreprenant, à temps, une cure de potage aux pousses de hêtre.

Potage aux pousses de hêtre

Indication thérapeutique : fausse couche (à titre préventif).

Recette :

¼	de litre de lait de vache
1	de cuillerée à soupe de farine d'épeautre
1	de œuf ;
une	de poignée de pousses de hêtre avec tiges
	de persil
	de aromates

Hacher une poignée de pousses de hêtre (avec leurs tiges) et du persil, puis faire bouillir ce mélange dans le lait de vache. Ajouter la farine d'épeautre, ainsi que l'œuf et les aromates.

L'hiver, on peut remplacer les pousses de hêtre par de la teinture mère de hêtre. Dans ce cas, prendre chaque jour 10 gouttes dans un potage à la semoule et à la farine d'épeautre.

Contre les vomissements, prendre chaque jour 1 à 3 pincées de mélange de poudres à base de pimprenelle, saupoudrées sur du pain, ainsi que 3 à 5 gâteaux aux jaunes d'œufs.

Pour éviter les vergetures, il faut (dès les premiers mois de la grossesse) se masser le bas-ventre avec le baume à la violette (voir recette p. 205).

Quant aux varices, il est facile d'y échapper. La future mère se massera, matin et soir, les jambes, à l'aide de teinture mère de chardon Notre-Dame. Ces massages remplacent avantageusement les médicaments chimiques. Les effectuer de bas en haut.

La future mère aura avantage à s'abstenir de viandes rouges, de fromages gras et d'œufs, qui stimulent la production d'œstrogènes. La mayonnaise et les glaces sont également déconseillées, pour éviter le risque d'une intoxication aux salmonelles. La tendance à l'anémie peut être réduite en mangeant du pâté de foie de poulet sur du pain, dont voici la recette :

Pâté de foie de poulet (à tartiner)

1 foie de poulet (élevé en plein air)
oignons
beurre/huile
herbes ou aromates

Faire revenir les oignons dans du beurre ou de l'huile, et ajouter ensuite le foie de poulet. Après cuisson, passer le tout au mixeur et ajouter des herbes ou des aromates.

Il est conseillé aux parents de vivre les mois de grossesse dans la joie, en se dévouant à l'enfant en gestation, car cet état d'esprit lui assurera à ce dernier les meilleures conditions de développement. Pendant l'accouchement, la présence du mari est plus que souhaitable. Il ne doit accepter à aucun prix qu'on le prive de ce bel événement naturel. Pour aider la dilatation du col de l'utérus, la mère peut tenir dans sa main un jaspe :

> Au moment de son accouchement, mais aussi les jours suivants, tout le temps qu'elle gardera le lit, la mère tiendra dans sa main un jaspe, afin que les mauvais esprits dans l'air fassent le moins de mal possible à elle et à l'enfant. Car la langue de l'antique serpent est sortie, prête à lécher la sueur de l'enfant sortant du ventre, dont il est particulièrement friand à ce moment-là.

Les multiples dangers encourus par l'enfant qui vient au monde sont connus par tous les peuples restés proches de la nature. La naissance, de tout temps, a été vécue par les mères intelligentes comme un instant privilégié, où elles peuvent avoir une idée du paradis terrestre, à la vue du visage du nouveau-né, et son sourire, souvent si radieux.

Lors de la grossesse, le bien être général de l'enfant à naître dépend de la bonne hygiène de vie physique et mentale de la femme. Sainte Hildegarde propose des règles alimentaires dont l'efficacité a été vérifiée sur des centaines de bébés. Toute mère les ayant suivies chante leurs louanges, tant elle est heureuse de constater le joyeux naturel de son bébé et son excellent développement (notamment au point de vue musculaire).

Un enfant se développe d'autant mieux physiquement que sa mère a eu une alimentation saine durant la grossesse. Une alimentation variée à base de céréales complètes, avec un apport suffisant en protéines, est une des clefs du développement harmonieux de l'organisme de l'enfant. La mère doit également boire quotidiennement de ½ à ¾ de litre de lait (de chèvre de préférence), manger beaucoup de fruits, de légumes, de la salade verte, du beurre bien frais, de l'épeautre sous toutes ses formes, de la viande (volaille, chèvre, mouton, certains gibiers), et aussi, une fois par semaine, du foie de poulet (grillé, à l'étuvée, en ragoût, en pâté à tartiner).

La nourriture la plus propice au nourrisson est le lait maternel. Selon les études réalisées par le professeur Weuffen, le lait maternel contient un antibiotique naturel (rhodane) qui stimule le système immunitaire de l'enfant et, donc, représente une protection naturelle contre les moisissures, les bactéries et les virus, ou autres agents pathogènes. Il est intéressant de noter que le rhodane, ou thiocyanate, est également un composant de l'épeautre, des fruits et des légumes. Concernant les boissons, la mère prendra surtout de la tisane de fenouil, après l'accouchement.

Vivre au rythme de la nature

À la puberté, les filles subissent d'importants changements, tant dans leur sensibilité que dans leur conscience, et la lune se met à jouer chez elles un rôle décisif. D'ailleurs, il serait bon que le cycle des menstruations s'ordonne justement en fonction des phases de la lune, car, lorsque l'ovulation se produit pendant la pleine lune et la menstruation pendant la nouvelle lune, les femmes souffrent moins :

Quand le nettoyage menstruel de la femme commence en lune croissante (pleine lune), elle souffre plus que s'il commence en lune décroissante, parce qu'à la pleine lune, elle générera du sang neuf, qui diminuera ensuite pendant ses règles.

Le cycle de créativité, psychique et spirituel, de la femme, évolue aussi parallèlement au cycle lunaire. Prendre conscience de vivre totalement ces cycles est, pour la femme, le pas le plus important vers la santé.

L'enseignement relatif aux quatre tempéraments

Hippocrate, le père de l'enseignement sur les quatre tempéraments, associait ceux-ci aux humeurs corporelles. Il distinguait :

- le sanguin (du latin *sanguis*, le sang) ;
- le flegmatique (du grec *phlegma*, le flegme) ;
- le colérique (du grec *cholé*, la bile jaune) ;
- le mélancolique (du grec *mélas*, noir et *cholé* – la bile noire) ;

La notion d'humeur était familière à des médecins aussi réputés que Galien, Paracelse et Sigmund Freud, et également au psychologue Carl Jung. Sainte Hildegarde en a toutefois une conception différente et tout à fait unique. Concernant la femme, elle pense que les tempéraments jouent un rôle essentiel dans son existence : au moment du choix d'un partenaire, pour l'orientation de sa vie, la santé de ses enfants, et toute sa vie relationnelle et affective. D'autre part, Hildegarde a conscience que des maladies graves parviennent souvent après une ménopause précoce, et notamment le cancer. Pour prévenir ce risque, elle recommande la pratique régulière de la saignée, les cures de lentilles d'eau (pour stimuler les défenses de l'organisme), ainsi que l'adoption régulière d'un régime alimentaire à base d'épeautre.

Sainte Hildegarde décrit la capacité d'amour de la femme (y compris à l'égard de ses propres enfants) qui, pour elle, est liée à son tempérament. Elle fait même mention de son appétit sexuel, de sa capacité de jouissance ou, tout au contraire, de sa retenue dans l'acte sexuel ainsi que des traits caractéristiques des enfants qu'elle voit dépendre en partie du choix du partenaire. En bref, pour sainte Hildegarde, chaque personnalité de femme est en fonction des tempéraments, l'un d'entre eux étant néanmoins, dominant :

Le tempérament sanguin

> Certaines femmes sont très désirées : leur chair est tendre et douce ; dans leurs vaisseaux fins circule un sang de bonne qualité, exempt de toute putridité. Ces femmes-là ont le teint clair, elles sont prévenantes en amour, aimables, aiment les travaux artistiques et sont capables de retenue.
>
> Lors du nettoyage menstruel, elles ne perdent que peu de sang et leur utérus est bien développé pour les grossesses. Aussi sont-elles, fécondes et en mesure de recevoir la semence masculine. Pourtant, elles ne mettent pas beaucoup d'enfants au monde. Quand elles vivent sans époux et n'ont point d'enfants, elles ont tendance à avoir diverses maladies, mais quand elles ont un homme dans leur vie, elles peuvent vivre en bonne santé.
>
> Quand le sang ne s'écoule pas normalement à la période habituelle et qu'il en reste un peu dans le corps, il peut générer une affection comme la bile noire : la femme aura mal aux reins, ou sinon un ver se développera dans leur chair, ou encore des glandes suintantes (nœuds lymphatiques) pourront s'ouvrir et former un abcès, heureusement sans grande gravité.

Le tempérament flegmatique

Chez d'autres femmes, la chair ne se développe pas beaucoup car elles ont des vaisseaux sanguins épais ; leur sang est plutôt sain et de belle couleur rouge, mais il contient un peu de mucus, ce qui lui donne cette couleur claire. Le visage est sérieux, la peau est un peu foncée. Cette femme est travailleuse et douée. Dans son être, elle ressemble parfois à un homme.

Au moment des règles, le sang ne s'écoule ni trop, ni pas assez, mais de la bonne façon. Comme leurs vaisseaux sont solides, et qu'elles sont fertiles, elles peuvent être facilement fécondées, leur matrice, comme les autres organes, étant de constitution solide.

Elles peuvent attirer les hommes, qui les suivent et les aiment. Si toutefois, elles veulent s'abstenir de rapports avec eux, elles y arrivent facilement. La chasteté n'affecte pas beaucoup leur santé, mais les fait seulement un peu souffrir. Par contre, si elles continuent à éviter le contact avec l'homme, leur être se transforme et elles deviennent pénibles et peu sociables. D'un autre coté, si, n'ayant pu se retenir des rapports sexuels, leurs devoirs n'auraient plus de limites, et elles auront le même comportement que les hommes.

Comme elles sont un peu masculines, elles ont, suite à cette vie active, un début de barbe au menton. Si les règles ne les nettoient pas à fond et s'arrêtant tôt, elles ont de violents maux de tête, des migraines, ou succombent aux maladies de la rate, à la rétention d'eau ; ou encore leur chair se met à pousser de façon maladive, des tumeurs se développent et forment des excroissances, comme sur les arbres ou sur certains fruits.

Le tempérament colérique

D'autres femmes encore ont une chair tendre, mais une ossature grossière, des vaisseaux modérément larges où circule un sang épais et rouge, quoique le teint de leur visage soit pâle.

Elles sont intelligentes et bienveillantes. Les gens leur montrent du respect et les craignent. Au moment des règles, elles perdent beaucoup de sang ; leur utérus est très bien développé et elles sont fertiles.

Les hommes, en général, aiment leur présence mais gardent une certaine crainte envers elles : elles attirent l'homme sur le moment, mais ne l'attachent pas dans la durée. Sont-elles liées aux hommes par le mariage, elles sont chastes, fidèles, et jouissent d'une bonne santé. Quand elles restent seules, différentes maladies les affectent et elles deviennent fragiles, parce qu'elles ne savent pas rester fidèles à un homme ou partenaire ou, tout simplement, parce qu'elles n'ont point d'époux.

Si leurs règles s'arrêtent avant l'heure, elles deviennent comme légèrement paralysées, leurs humeurs les submergent et les rendent malades. Parfois, leur foie souffre ; parfois des excroissances comme celles des dragons (varices) les font souffrir, ou bien leur poitrine enfle sous l'effet de tumeurs.

Le tempérament mélancolique

D'autres femmes encore sont maigres, avec des vaisseaux grossiers et une ossature moyennement forte. Leur sang est plus visqueux que fluide. Leur teint est terne, de la couleur d'un mélange d'argile, bleu-gris et noir. Ces femmes sont sensibles aux vents, changent d'humeur et d'orientation comme le vent, sont instables dans leurs pensées. Dès qu'elles souffrent d'un mal quelconque, elles ont mauvais caractère. Peu résistantes aux problèmes quotidiens, elles tombent facilement dans un état de déprime. Elles perdent beaucoup de sang, lors de leurs règles, et elles sont souvent infertiles, car leur utérus est faible et fragile.

Elles ne peuvent accueillir la semence de l'homme, ni la retenir, ni la réchauffer. Sans homme, elles vivent donc généralement mieux, sont plus fortes et plus saines et même plus joyeuses, car c'est le rapport sexuel qui les rend faibles.

Les hommes se détournent d'elles et les évitent. Ces femmes ne s'adressent pas aimablement aux hommes, car elles ne les aiment pas beaucoup. Si, toutefois, elles ressentent un désir charnel, il leur passe rapidement.

Il arrive, cependant, que certaines de ces femmes, quand elles sont mariées à des hommes robustes et de tempérament sanguin, peuvent être enceintes à un âge avancé, même à cinquante ans et concevoir au moins un enfant. Si leur époux, par contre, est fragile et faible, elles resteront stériles.

Si leurs règles s'arrêtent plus tôt que la normale, elles sont atteintes de la podagre (goutte) ou bien leurs jambes gonflent. Leurs douleurs dans la tête viennent de la bile noire, les maux de dos et de reins les affectent. En peu de temps, leur corps tout entier peut enfler, car les déchets et les toxines ne sortent plus par la voie naturelle et un engorgement se produit.

Dans cet état de souffrance, elles ont besoin d'aide, celle de Dieu, ou celle d'un remède approprié, pourra les libérer de leurs peines ; sinon elles mourront rapidement.

Conseils et remèdes

Sauna à base de bouillon blanc

Indications thérapeutiques : menstruations douloureuses (dysménorrhée) ou irrégulières.

La rétention partielle des règles, les règles irrégulières, est un problème plus grave que celui des règles trop abondantes, parce qu'à l'origine de nombreuses maladies féminines, y compris de certains cancers. Sainte Hildegarde recommande un remède universel à base de bouillon blanc, dont l'efficacité n'est plus à démontrer.

Recette :

2 cuillerées à soupe de bouillon blanc
1 cuillerée à soupe de feuilles de matricaire (*chrysanthenum parthenium*)
1 cuillerée à soupe de feuilles de tanaisie
1 litre d'eau

Hacher les plantes et les faire bouillir dans l'eau, puis filtrer. Répandre, goutte à goutte, la décoction sur les pierres chaudes d'un sauna. On peut également appliquer les plantes bouillies (encore chaudes en compresses) sur le bas-ventre.

Ce remède s'est révélé efficace, non seulement chez les femmes au tempérament sanguin, mais chez toutes celles souffrant de dysménorrhée. Il arrive que les règles s'interrompent partiellement chez des jeunes femmes déçues, d'une façon ou d'une autre, par leur union, surtout si elles sont de nature joyeuse. Dans ce cas-là, il faut s'en tenir au sauna, en suivant les conseils ci-dessus.

Aménorrhée (absence de menstruations), troubles prémenstruels, règles douloureuses

Soupe à la livèche et à l'œuf

Recette :

1	d'œuf
250 ml	de bouillon de poule
3	de cuillerées à soupe de crème fraîche
120 ml	de vin
2	cuillerées à soupe de teinture mère de livèche

Incorporer l'œuf au bouillon de poule, remuer et porter à ébullition. Consommer quotidiennement (avant et après le repas principal), de l'ovulation jusqu'au premier jour des règles. Reprendre la cure dès que le besoin s'en fait sentir.

Règles trop douloureuses

Les douleurs violentes viennent de contractions anormales de l'utérus. Elles sont subites, intenses et durent de un à trois jours. Ces contractions sont à mettre au compte de la prostaglandine-alpha, une hormone sécrétée en cas d'alimentation trop riche en protéines et en lipides. Ces femmes devraient, par conséquent, réduire leur consommation de viande rouge, d'œufs et de produits laitiers, et surtout de fromage gras. Il est intéressant de noter que sainte Hildegarde a évoqué cette affection dans son enseignement :

> Dans les périodes où la femme souffre d'une rétention du flux menstruel, elle doit éviter de manger du bœuf et autres aliments indigestes (crudités, « poisons de cuisine »), qui provoquent des contractions. Elle mangera des plats sucrés et boira du vin. Si elle désire boire de l'eau de temps en temps, elle préférera l'eau de la fontaine et évitera l'eau des rivières et des sources jaillissantes (eaux minérales), parce que celle-ci est plus dure et âpre que l'eau de la fontaine. Si elle veut boire de l'eau de rivière, elle la fera d'abord bouillir, et la boira une fois refroidie. La cuisson rend cette eau plus douce.

Vin a la racine de galanga

Indication thérapeutique : dysménorrhée, douleurs cycliques

Recette :

Faire cuire 1 cuillerée à soupe de racine de galanga dans un verre de vin pendant 3 minutes, boire encore chaud par petites gorgées.

Le galanga inhibe la synthèse de la prostaglandine-alpha en développant ses propriétés antiphlogistiques (anti-inflammatoires), et, ainsi fait disparaître, de façon naturelle, les symptômes de la dysménorrhée.

Règles trop abondantes (ménorragie)

La femme au tempérament flegmatique a tendance à perdre trop de sang les deux premiers jours des règles, si bien qu'elle risque l'anémie. Les saignements durent aussi parfois trop longtemps. Plusieurs causes sont là :

- problèmes familiaux ;
- myomes ;
- endométriose ;
- polypes ;
- Inflammation de la vessie ;
- Insuffisance thyroïdienne ;
- Absorption de certains médicaments (cortisone) ;
- Pilule contraceptive ;
- constipation ;
- régime alimentaire inapproprié ;
- taux d'œstrogènes trop élevé à cause d'une alimentation trop riche en protéines d'origine animale et en lipides.

Pour soigner un dysfonctionnement hormonal, la meilleure thérapie reste la saignée, les pertes de sang trop abondantes étant toujours le signe d'un excès d'humeurs. Il faut alors éviter le café, l'alcool, les cigarettes, les médicaments stimulant la production d'œstrogènes, et adopter un régime alimentaire à base d'épeautre, de fruits et de légumes. Il convient alors, bien entendu, de réduire la consommation d'un certain nombre d'aliments : viandes grasses, œufs, fromages et autres sous-produits d'origine animale.

Pour désintoxiquer le foie, on pourra boire de la tisane de souci : ajouter 1 cuillerée à café de souci (par tasse) dans de l'eau bouillonnante, puis laisser infuser cinq minutes.

Syndrome prémenstruel

Au moins 60 % des femmes souffrent de ce qu'on appelle couramment le syndrome prémenstruel, dont les manifestations sont très variées :

- œdème,
- seins gonflés,
- maux de tête,
- migraines,
- douleurs dorsales,
- baisse de la libido,
- diarrhée ou constipation,
- tendance à l'évanouissement,
- nervosité,
- état dépressif,
- peur,
- difficultés de concentration,
- perte de mémoire,
- douleurs dans le bas-ventre, crampes,
- douleurs dans la gorge,
- herpès,
- allergies,
- épuisement,
- asthme,
- troubles urinaires.

Le syndrome prémenstruel peut être héréditaire. Ses causes les plus fréquentes résident dans le stress chronique et une alimentation inappropriée. Les autres causes envisageables sont :

- les problèmes familiaux,
- le stress et l'émotivité,
- l'insuffisance thyroïdienne,

- une faiblesse du foie,
- la diarrhée ou la constipation,
- le manque de mouvement,
- la pilule contraceptive,
- un avortement, la stérilité,
- la perte d'un être cher.

La saignée hildegardienne favorise la régulation hormonale et, si l'on y ajoute une cure de soupe à la livèche et à l'œuf, il arrive que le cycle menstruel se remette en phase avec le cycle de la lune. Il faut aussi que les femmes souffrant du syndrome prémenstruel abandonnent une alimentation riche en matières grasses d'origine animale (viande, fromage, œuf), qu'elles arrêtent de fumer, de boire de l'alcool et du café, qu'elles évitent la prise de certains médicaments (cortisone) et renoncent à la pilule contraceptive, une alimentation à base d'épeautre, de fruits et de légumes, leur étant conseillée.

Règles trop douloureuses, troubles prémenstruels

Rue (ruta graveolens)

Chez les femmes mélancoliques, les comprimés de rue ont une action reconstituante. Ils font souvent disparaître rapidement les troubles prémenstruels. La rue est également bonne contre les idées noires. Ce remède a eu un effet spectaculaire sur une de nos patientes souffrant depuis plusieurs mois de pertes de sang entre les règles, qui fut guérie radicalement de son mal.

Crampes, coliques intestinales, troubles prémenstruels

Velouté de matricaire

Recette :

5 feuilles de matricaire (*chrysanthenum parthenium*)
¼ litre d'eau
1 pincée de pyrèthre d'Afrique
1 ou 2 cuillerées à soupe de farine d'épeautre ou de semoule d'épeautre.

Hacher la matricaire, puis la faire bouillir dans l'eau, avec un peu de beurre, pendant deux minutes.

Ajouter la farine ou la semoule d'épeautre, un peu de sel et la pincée de pyrèthre d'Afrique. Faire cuire l'ensemble à feux doux, tout en remuant. Manger de ce velouté de matricaire deux ou trois fois par semaine, jusqu'à totale disparition des symptômes.

Baume a la matricaire

Recette :

20 ml de teinture mère de matricaire (*chrysanthenum parthenium*)
ou
2 cuillerées à soupe de jus frais de matricaire
100 g de beurre

Ajouter la teinture mère (ou le jus frais) au beurre et remuer jusqu'à obtention d'une pâte lisse. Jeter l'eau résiduelle. Masser le bas-ventre avec cette pommade, jusqu'à disparition complète des douleurs.

Saignements entre les règles, règles trop abondantes (ménorragie)

Enveloppements humides

Les saignements entre les règles peuvent avoir pour origine une mauvaise hygiène de vie, notamment une alimentation trop riche en viandes, œufs, fromages gras et autres produits laitiers. Il s'agit alors simplement d'une réaction de désintoxication de la part de l'organisme. Pour sainte Hildegarde, on peut facilement remédier à ce type de saignements, en appliquant des compresses d'eau sur les cuisses et pratiquer ensuite une série de massages. Mais ces saignements entre les règles peuvent en avoir aussi une cause plus grave : la formation de myomes (sang clair, ressemblant à du sérum), ou une tumeur maligne (saignements importants avec présence de caillots), ou encore une grossesse extra-utérine. Dans ce cas, il faut évidemment consulter d'urgence un médecin !

> Quand une femme a des saignements trop importants en dehors de la période des menstrues, qu'elle prenne un linge en lin, qu'elle mouille souvent à l'eau froide, et s'entoure les cuisses pour refroidir l'intérieur de son corps.
>
> Car le contact avec l'eau fraîche a la capacité d'arrêter ce flux anormal de sang. Ensuite, elle se massera légèrement les veines des jambes, du ventre, de la poitrine et des bras, vers le cœur, afin d'obliger le sang à suivre les voies normales d'écoulement.

Hildegarde donne encore d'autres conseils d'hygiène :

> Cette femme fera attention à ne pas trop se fatiguer, soit par le travail, soit par la marche, pour ne pas trop fouetter son sang. Elle se gardera également des aliments trop durs ou trop amers, qu'elle aurait du mal à digérer. Elle mangera plutôt des mets tendres au goût savoureux, qui la guériront intérieurement. Elle peut boire du vin et de la bière, car ils la fortifieront et arrêteront ainsi l'écoulement anormal de sang.

En ce qui concerne son alimentation, il lui est conseillé de manger souvent du foie de volaille, notamment en pâté. Elle s'abstiendra, en revanche, de manger trop de produits ou sous-produits d'origine animale, ainsi que des crudités et les fameux « poisons de cuisine ».

Myomes

Une femme sur trois est touchée par des myomes : ce sont des fibres musculaires lisses, qui forment une tumeur bénigne très répandue. Celle-ci se développe autour de l'utérus, ou dans l'utérus, et vient souvent de l'absorption d'inhibiteurs de l'ovulation ou de pilules contraceptives, ou encore à l'irrigation constante de la cavité utérine par un stérilet. Par ailleurs, l'inquiétude, les soucis, le stress, une mauvaise hygiène de vie, dont une alimentation inappropriée, ainsi qu'un affaiblissement des défenses de l'organisme sont des facteurs susceptibles également, d'entraîner la formation de myomes.

Cette sorte de tumeur étant bénigne, elle ne justifie pas l'ablation de l'utérus, ce qui provoquerait les désagréments consécutifs à la ménopause anticipée (bouffées de chaleur, suées nocturnes, baisse de l'appétit sexuel), mais aussi un éventuel affaiblissement de la vessie, car les nerfs qui la stimulent risquent d'être endommagés au cours de l'intervention chirurgicale.

Sans compter le risque majeur après une telle opération, à savoir une récidive de la tumeur, le plus souvent dans le sein. À vrai dire, certains myomes disparaissent spontanément avec la ménopause, ou bien se calcifient. Le plus souvent, cela ne pose aucun problème. C'est pourquoi, avant de songer à l'opération, il est bon de suivre, au moins pendant trois mois, le traitement proposé par sainte Hildegarde :

- régulation hormonale à l'aide de la saignée hildegardienne ;
- cure de lentilles d'eau ;

- massages du bas-ventre avec le baume de violette ;
- de l'adoption d'un régime alimentaire basé sur l'épeautre, les fruits et les légumes ;
- et éviter les graisses animales, crudités et « poisons de cuisine ».

La prise de médicaments à base d'hormones après la ménopause risque de déclencher (ou de réactiver) la formation de myomes.

Traitement des kystes mammaires, nodules du tissu conjonctif, mastites, cancers du sein, inflammation des ganglions lymphatiques, cicatrices après opérations, protection en cas de radiothérapie, champs magnétiques néfastes

Baume à la violette (voir la recette p. 205)

Pour certaines femmes, le baume à la violette est excellent contre les céphalées frontales. Se masser vigoureusement le front à l'aide de cette pommade.

Kystes ovariens

Avec l'ovulation, il se forme un follicule (l'ovisac), sorte de kyste naturel qui s'ouvre ensuite pour libérer l'ovule.

Pendant la deuxième partie du cycle, le corps jaune de l'ovaire sécrète des progestérones (lutéines), qui sont absorbées par l'ovule. Mais parfois des kystes se forment en dehors de l'ovulation, au contenu liquide ou semi-liquide, qui peuvent être détectés par les ultrasons (échographie). Ce genre de kystes a de fortes chances de disparaître avec mes remèdes proposés par sainte Hildegarde et détaillés ci-dessus, au paragraphe sur les myomes. S'ils se révèlent inefficaces, on pourra toujours les faire enlever, ce qui, hélas, implique le plus souvent l'ablation des ovaires.

Endométriose

La santé de la muqueuse utérine (endomètre) dépend du bon équilibre des œstrogènes et des progestérones. Quand le taux des œstrogènes augmente, une tumeur bénigne se forme, constituée d'éléments épithéliaux et conjonctifs identiques à ceux de l'endomètre, qui, se développe en dehors de l'utérus. Nous sommes alors en présence d'une endométriose. Des kystes se forment et la femme souffre de douleurs dans le bassin et dans le ventre. Cette affection peut entraîner la dépression, voire la stérilité. La médecine officielle soigne l'endométriose avec des hormones, ou bien recourt à la chirurgie. Or, la maladie risque, là encore, de s'aggraver, surtout avec un régime alimentaire trop riche en graisses d'origine animale (stimulation de la production d'œstrogènes). En adoptant un régime végétarien, pauvre en lipides (si possible à base d'épeautre, de fruits et de légumes) on peut faire disparaître les symptômes de façon tout à fait naturelle.

Une échographie indique l'existence de myomes chez une femme (de 32 ans), juste après son deuxième accouchement. Un an plus tard, elle commence à saigner entre les règles, et ressent des douleurs lancinantes dans le bas-ventre. Les médecins diagnostiquent une endométriose ovarienne, et la soumettant à un traitement aux hormones, ce qui a pour effet de la déprimer gravement; elle a même des pensées suicidaires. Finalement, le chirurgien conseille l'ablation d'un ovaire et de l'utérus, ce qui est fait, mais les pertes de sang recommencent, et les douleurs également. Elle repasse sur la table d'opération et on lui ôte le second ovaire. Elle est ensuite affligée de très fortes diarrhées, allant à la selle dix fois par jour, y compris la nuit. L'analyse des selles révèle une lambliase. Celle-ci est soignée aux antibiotiques, mais sans résultat. Une deuxième analyse des selles indique une infection par pseudomonas. Les antibiotiques sont, là encore, inefficaces et, de plus, opérant des ravages en milieu intestinal. La jeune femme commence alors le régime du docteur Mayr préconisant les aliments complets, mais les résultats sont loin d'être probants. À l'âge de 45 ans, elle vient en consultation à Allensbach. Nous la soumettons à un régime à base d'épeautre et lui faisons prendre de l'œuf anti-diarrhéique. Ses selles redeviennent enfin normales. À présent, son état général est satisfaisant, mais elle doit, bien sûr, éviter le lait, les solanacées, ainsi que les « Poisons de cuisine ».

Le retour d'âge

C'est entre 48 et 58 ans que l'activité littéraire de sainte Hildegarde a été la plus importante. Bien que sa vie se soit écoulée sous l'empire de la faiblesse et de la maladie, elle a employé l'énergie libérée par le retour d'âge à développer ses facultés créatives, d'ailleurs fort diverses. Les lectrices qui sont actuellement dans cette tranche d'âge pourraient la prendre en exemple pour chasser de leur esprit l'image négative liée à la ménopause.

Cette idée de la dégénérescence physique est trop présente dans les esprits et l'industrie pharmaceutique s'en sert on ne peut plus pour persuader les femmes d'adopter la stimulation offerte par les œstrogènes artificiels. Elles se laissent bien souvent convaincre, hélas, de ces traitements hormonaux, elles espèrent :

- une peau lisse ;
- un accroissement de l'appétit sexuel ;
- une meilleure maîtrise de leurs émotions ;
- une disparition des bouffées de chaleur ;
- une protection contre l'infarctus ;

– lutte contre l'ostéoporose et l'atrophie de la muqueuse vaginale.

En réalité, le prix à payer est énorme, car cette thérapie hormonale a aussi beaucoup d'inconvénients. Si elle supprime les symptômes du retour d'âge, elle empêche les femmes de comprendre que ceci est un processus naturel, et que les œstrogènes artificiels sont, surtout et avant tout, un danger pour la santé, car ils sont bien souvent responsables de tumeurs du sein, de l'utérus et des ovaires. En effet, une étude faite aux États-Unis sur 130 000 infirmières, entre 1978 et 1992, a montré que le risque de cancer du sein augmente d'environ 40 % chez les femmes prenant des hormones de synthèse. Le cancer du sein est actuellement la cause numéro un du décès des femmes entre 45 et 55 ans. À partir de 60 ans, et après cinq ans de traitement hormonal, ce risque est encore plus élevé : il atteint 70 %.

Les œstrogènes sont également très nuisibles au système osseux. Lorsque la femme veut cesser de les prendre, elle se retrouve à brève échéance avec des os tellement poreux, qu'elle est contrainte de continuer le traitement.

La liste des ravages est encore longue, et comporte vingt-six autres effets secondaires : migraines, céphalées, acné, dépression, troubles visuels et auditifs, tumeurs au foie, hépatite, rétention d'urines due à la prise de poids, élévation de la tension artérielle, saignements et prédisposition aux infections vaginales par candidas et autres.

Pour sainte Hildegarde, le retour d'âge n'entraînant pas forcément de troubles importants, qu'elle ne préconise aucun remède général :

> À partir de 50 ans, parfois seulement à partir de 60 ans, les cavités de la femme deviennent plus exiguës… et le flux menstruel retourne dans sa demeure initiale, c'est-à-dire les membres. On peut la comparer alors à un champ qui, après avoir été longtemps cultivé, refuse de recevoir encore la semence des céréales. Il n'a

plus que des fleurs et d'autres plantes utiles, qu'il a encore la force de faire croître...

Cet état perdure jusqu'à l'âge de 80 ans. Après, les forces de la femme diminuent. À partir de 50 ans et, pour quelques femmes, seulement à partir de 60 ans, les flux menstruels tarissent, et l'utérus se dessèche et rétrécit.

En vérité, si les femmes sont sujettes à autant de troubles à la ménopause, c'est à cause de la peur de vieillir et de n'être plus bonnes à rien. Or, si la ménopause amène la diminution des œstrogènes, elle double, par contre, la production d'androgènes, les hormones sexuelles mâles produites par les ovaires et les capsules surrénales sous le contrôle de l'hypophyse. Ce qui veut dire que, du point de vue hormonal, l'organisme s'adapte à cette nouvelle phase de la vie. La cessation de l'ovulation entraîne la cessation de la sécrétion du follicule (FSH) et de l'hormone lutéinique (LH).

Pour Hildegarde, la pré-ménopause n'est pas une maladie, mais elle propose néanmoins un certain nombre de remèdes permettant de bien la traverser :

Bouffées de chaleur, suées nocturnes

Entre 80 et 90 % des femmes sont exposées à ces deux symptômes. Les bouffées de chaleur sont une sorte de réaction énergétique permettant à l'organisme, par l'élévation de la température, de neutraliser les virus, bactéries, moisissures, que sainte Hildegarde appelle vers, parasites ou poux, et d'augmenter ainsi le potentiel immunitaire. Cet outil naturel n'existe plus quand les femmes sont sous traitement hormonal. Il faut dire aussi que les bouffées de chaleur sont aggravées par le stress ou autres souffrances de l'âme.

Contre les bouffées de chaleur, sainte Hildegarde conseille toutes sortes de remèdes à base de plantes qui, elles aussi, stimulent la production hormonale, mais de façon naturelle et sans effets secondaires.

Rue

La rue atténue la mauvaise chaleur présente dans le sang, car sa chaleur à elle réduit et tempère la mauvaise chaleur de la mélancolie. L'homme mélancolique se portera mieux s'il mange des feuilles de rue après les repas.

Tisane de sauge

La sauge apaise les bouillonnements excessifs du sang (*infirmi humores*). Les feuilles de sauge, crues ou cuites, sont bonnes si l'on est tourmenté par des humeurs nocives (*noxi humores*). Prendre alors des feuilles de sauge, les réduire en poudre, puis manger cette poudre sur du pain. Elle réduira la quantité d'humeurs nocives dans le corps.

Réglisse

Quand on mange de la réglisse, elle nous donne une voix limpide, un esprit suave, et adoucit l'estomac. Elle a une chaleur modérée, mais elle est surtout utile au frénétique, car elle éteint la fureur qui est dans son cerveau.

Par « frénétique », sainte Hildegarde entend quelqu'un de bouillonnant, d'énervé, d'échauffé, voire d'enragé. Dans cette catégorie, entrent les « drogués », aussi la racine de réglisse peut-elle être employée comme moyen de désintoxication. On peut la prendre en décoction, en poudre (ajouter entre 1 et 3 pincées de cette poudre à la tisane de fenouil), en bâtonnets, ou encore comme un bonbon (réglisse noire).

Élixir de scolopendre

La scolopendre est bonne pour le foie, le poumon et les viscères (parmi lesquels Hildegarde range les organes génitaux)...

Elle stimule le foie, purifie le poumon, guérit les viscères, élimine les ulcérations internes (substances putrides) et les engorgements.

Recette :

6 g	de scolopendre séchée
1	litre de vin
100 g	de miel
5 g	de poivre long (*piper longum*)
20 g	d'écorce de cannelle

Faire bouillir la scolopendre dans le vin, ajouter le miel et faire cuire une deuxième fois ; ajouter alors le poivre long et la cannelle et faire cuire une troisième fois. Filtrer et retirer tous les éléments solides. Faire une cure avec cet élixir : un verre à liqueur, trois fois par jour, après les repas, pendant la première semaine. Puis, pendant 6 à 8 semaines, un verre à liqueur avant et après les repas.

L'élixir de scolopendre est le meilleur remède pour la régulation hormonale et est vivement recommandé après une saignée hildegardienne.

Indication thérapeutique : dépression, instabilité d'humeur, faiblesse nerveuse et insomnie.

Ces troubles sont dus au stress subi pendant des années, qui a épuisé le système nerveux. Le stress, à la longue, surcharge les corticosurrénales, responsables à la fois de la production de cortisone (anti-infectieux), d'adrénaline et de noradrénaline (régulateur de la tension artérielle). Le stress chronique épuise totalement cette glande.

Élixir d'arum

Et celui qui est envahi par la mélancolie a l'esprit sombre, il est tout le temps triste. Qu'il boive alors souvent du vin cuit avec la racine d'arum : il se sentira moins mélancolique, sa tristesse finira par disparaître entièrement, ainsi que la fièvre.

Recette :

vin d'arum (racine d'*arum maculatum*)
12 g de racines d'arum tacheté
1 l de vin

Faire cuire les racines pendant cinq minutes dans le vin, puis verser le vin dans une bouteille. Une à trois fois par jour, prendre un verre à liqueur, avant ou après les repas.

L'élixir d'arum est le meilleur remède pendant la ménopause, non seulement pour soulager les états dépressifs lourds, la dépression endogène (sans rapport avec une origine extérieure), mais pour réguler même les bouffées de chaleur et les sauts d'humeur. La femme, qui ne souffre pas de cela, n'est pas obligée d'en boire. En cas de besoin, on peut en boire jusqu'à 3 verres à liqueur par jour.

Gâteaux aux épices (Biscuits de la joie)

Ils chassent l'amertume qui est en ton cœur, ils l'apaisent et l'ouvrent. Ils ouvrent également tes cinq sens, te rendent joyeux, purifient tes organes sensoriels, réduisent les humeurs nocives (*noxi, mali, infirmi humores*) et te donnent un bon sang. Grâce à eux tu es robuste, joyeux, et efficace dans ton travail.

Recette :

45 g de poudre de noix de muscade
45 g de poudre de cannelle
10 g de poudre de clous de girofle
1 kg de farine fine
300 g de beurre
300 g de sucre
300 g d'amandes douces en poudre
4 œufs
½ cuillerée à café de sel
Eau ou lait.

Mélanger les ingrédients avec suffisamment d'eau ou de lait, et bien travailler la pâte. Faire des gâteaux avec une forme et mettre au four, de 20 et 25 minutes. Les adultes peuvent manger chaque jour 4 ou 5 de ces petits gâteaux, et les enfants trois seulement.

Les gâteaux aux épices, faits avec la muscade et la cannelle, sont excellents pour les nerfs. Ils renforcent la concentration, voire même les capacités intellectuelles, et conservent également l'acuité sensorielle. Avec les nerfs solides et un cœur joyeux, la vie se trouve équilibrée.

Graines de psyllium

Si l'on fait cuire des graines de psyllium dans du vin et qu'on en boit, la forte fièvre (allergie) disparaît de même que l'humeur maussade. Par sa douceur mitigée, le psyllium apporte la santé au son cerveau, et son action rafraîchissante et équilibrante le fortifie.

Saupoudrer une à trois cuillerées à café de graines de psyllium sur les aliments et boire 1 ou 2 tasses de tisane de fenouil.

Ostéoporose

Une alimentation trop riche en produits et sous-produits d'origine animale est la principale cause de l'ostéoporose, c'est une véritable «peste», une maladie qui fait des ravages considérables de nos jours! La dégradation osseuse est produite par l'urée en trop grande quantité, dont la neutralisation se fait ensuite au détriment du calcium. Les autres facteurs de l'ostéoporose sont:

- l'alcool et la nicotine, car ils réduisent le calcium et le magnésium dans les reins;
- le manque d'exercice physique;

- la cortisone et d'autres anti-inflammatoires, parce qu'ils empêchent l'absorption du calcium par l'estomac et la muqueuse intestinale.

L'industrie agro-alimentaire veut nous faire croire que l'ostéoporose est due à une consommation insuffisante de lait. Or, cela est faux, puisque le lait de vache diminue l'acidité gastrique et entrave l'assimilation du calcium.

Pour prévenir et combattre l'ostéoporose, sainte Hildegarde propose une série de mesures.

Calcium dans les légumes et les herbes aromatiques

Il faut manger des légumes, comme les haricots et les pois chiches, des fruits comme les mûres, framboises, amandes et oranges, qui sont riches en calcium – un calcium bien assimilé par l'organisme.

Un os n'est pas simplement formé de calcium. Il contient également du magnésium, du manganèse, zinc, cuivre, silicate, phosphate et apatite de fluor, ainsi que plus de quarante autres oligo-éléments. La substance osseuse consiste en 67 % d'hydroxyapathe (cristaux de phosphate de calcium) et de 33 % de fibres collagènes Intégrer l'os et le cartilage dans l'alimentation, notamment *le pied-de-veau*, est la meilleure protection contre l'ostéoporose.

Un régime contre l'ostéoporose

- Boire du bouillon de pied-de-veau, car il stimule la formation d'os et de cartilage.
- Manger de l'épeautre (trois fois par jour, sous une forme ou une autre), car il est riche en calcium et magnésium.
- Consommer du pyrèthre d'Afrique, car il stimule l'absorption par le tractus gastro-intestinal du calcium des aliments.

- Effectuer des cures de chardon marie (*silybum marianum*) (1 cuillerée à café de chardon bénit par tasse d'eau, laisser infuser cinq minutes) : une tasse par jour pendant quatre semaines, une pause de deux semaines, puis recommencer la cure.
- Pratiquer un sport ou tout autre activité de plein air : natation et bains, marche et course à pied, bicyclette, danse, etc., avec un ensoleillement modéré. La lumière solaire constitue un stimulant naturel (vitamine D) pour l'organisme et fortifie le système osseux.

Lorsqu'elle est arrivée chez nous à Allensbach, une patiente était atteinte d'ostéoporose aiguë. Un régime alimentaire à base d'épeautre, de légumes et de fruits, et du bouillon de pied-de-veau, une ou deux fois par semaine, ont permis à ses os, au bout de six mois, de retrouver une densité normale.

Indication thérapeutique : vieillissement prématuré

Chacun est en partie responsable du rythme de vieillissement de son corps. Une alimentation inappropriée, le surmenage, les kilos excédentaires, le stress, le mécontentement, la peur, l'inquiétude et les soucis, comptent parmi les facteurs responsables du vieillissement prématuré de l'organisme. Les manifestations caractéristiques en sont l'affaiblissement et la dégénérescence physique, la diminution du potentiel d'activité, le manque de concentration, l'affaiblissement des défenses immunitaires et, bien sûr, la fatigue chronique, l'abattement moral, voire la dépression. C'est à la trentaine et à la quarantaine que se décide la qualité de nos vieux jours. À partir de 35 ans, les forces physiques commencent déjà à décliner, et chacun peut alors, en fonction de son mode de vie, ralentir le processus naturel de vieillissement, ou l'accélérer. La régulation hormonale jouant un rôle décisif dans le maintien de la forme physique et morale, il ne sera pas inutile de se rappeler de temps à autre les règles d'or exposées dans les pages d'introduction de ce livre.

Suggestions de menus pour une « semaine de la femme »

Lundi

Midi : soupe de betteraves rouges, courgettes farcies (à base d'épeautre perlé et viande hachée d'agneau), salade verte avec graines d'épeautre, crème de nèfles.

Soir : crème de fenouil, pâté de foie de volaille, salade verte.

Mardi

Midi : potage à la livèche avec un œuf battu, tourte de légumes, salade verte, pomme cuite (à l'étuvée) arrosée de lait d'amandes.

Soir : crêpe aux pommes avec un coulis de framboises.

Mercredi

Midi : potage de joubarbe au lait, ragoût d'agneau, gnocchis d'épeautre, haricots, salade, compote de cerises.

Soir : soupe, salade variée, pâté végétal et pain d'épeautre.

Jeudi

Midi : soupe à la matricaire, vol au vent avec champignons et châtaignes, laitue, gelée de coings.

Soir : potage, salade à base d'épeautre, légumes et émincée de dinde.

Vendredi

Midi : soupe de pousses de buissons de hêtre, filets de poisson avec une sauce au vin et aux herbes, légumes, laitue, crème de violettes.

Soir : Soupe, fromage frais aux fines herbes et cumin, tartines de pain d'épeautre avec du pâté végétal.

Samedi

Midi : Soupe, plateau de légumes, purée de pois chiches, laitue, melons.

Soir : soupe, bouchée à la reine garnie de légumes, salade verte.

Dimanche

Midi : soupe, rôti de veau, légumes, châtaignes, salade, tarte.

Soir : salamis d'agneau, pâté végétal et pain d'épeautre, fromage.

La peau, miroir de l'âme

Le traitement des maladies de la peau

Une jeune fille de 16 ans souffrant d'affections dermatologiques depuis l'âge de 6 mois est venue nous consulter. Elle est arrivée à Allensbach avec des pansements sur les bras. La peau de ses mains étaient à vif et les plaies la démangeaient terriblement, la peau de son front, de ses coudes et de son ventre également.

Potage à la semoule d'épeautre et légumes furent aussitôt recommandés. Chaque jour, nous lui appliquions des cataplasmes de lin sur les mains et lui donnions à boire un verre à liqueur d'élixir de psyllium. Après une semaine, les démangeaisons disparurent. Lorsqu'elle revint pour la saignée huit jours plus tard, l'eczéma était parti. Le baume à la violette avait régénéré sa peau, et les cicatrices ont disparu à leur tour.

La peau réagit au style de vie, à la qualité de l'air, à l'état d'esprit et à celui de l'âme, au climat, au régime alimentaire, aux troubles organiques. Dans son livre sur les valeurs de la vie, sainte Hildegarde décrit avec une grande précision les 35 facteurs de l'âme responsables des différents troubles pouvant affecter une personne. Pour C.G. Jung ces zones à problèmes du subconscient s'exprime par ce qu'il appelle « archétype », lesquels concernent à la fois les émotions, les pensées et l'imaginaire. Tous les conflits affligeant l'âme finissent par se répercuter sur la peau.

La peau, organe sensible, reflète toutes les facettes de nos expériences : peurs, réactions d'impatience, colères, jalousie, tristesse, bonheur, amour et compassion. Pour qui sait déchiffrer le langage de la peau, un aperçu global du vécu intérieur de la personne est là. Tant qu'on mène une vie en accord avec la nature, tout va bien. Mais si les vices décrits par sainte Hildegarde font irruption ici ou là dans l'âme, ils se frayent un chemin à travers les organes internes et arrivent jusqu'à la peau, où ils provoquent une éruption, comparable à celle des volcans. C'est comme cela que surgissent l'eczéma, l'urticaire, l'herpès, le prurit, voire une maladie auto-agressive comme le lupus érythémateux. Le malade doit faire le lien entre ses problèmes de peau et son vécu pour arriver à la guérison.

Pour tous les peuples (primitifs) vivant en harmonie avec la nature, la peau symbolisait la vie éternelle de l'âme. Certains animaux, et surtout leurs peaux étaient l'objet d'un culte en l'honneur des dieux. Pour les aborigènes d'Australie, la peau symbolise effectivement, la vie éternelle. Pendant leurs rituels, les chefs se parent de plumes pour rejoindre, grâce à la transe, leur ancêtre divin. C'est par les chants et les danses que la puissance de l'ancêtre se communique à l'ensemble d'une tribu.

Chez les anciens peuples germaniques, la peau de l'ours communiquait des forces occultes à celui qui s'en revêtait. Les peuples de Sibérie ont ainsi sacrifié l'ours jusqu'au XXe siècle. Différents rituels étaient pratiqués, dont le but de s'imprégner de la puissance de l'ours, et d'obtenir également la guérison physique.

Sainte Hildegarde semble reliée encore à cette sagesse ancestrale, car elle décrit les vertus curatives de la peau de l'ours et du blaireau. Le port de la ceinture de blaireau a évité l'amputation d'une jambe dans plusieurs cas (notamment à une agricultrice du Vorarlberg), tandis que le port de chaussettes en poil de blaireau a permis d'améliorer l'irrigation sanguine des jambes chez un ténor réputé du Metropolitan Opera, à New York.

Par le résultat de cette alternative: amputation ou port d'une ceinture en poil de blaireau, nous pouvons juger l'efficacité de la médecine hildegardienne.

Le traitement allopathique de la peau

La médecine habituelle traite la peau à la cortisone et aux antibiotiques. L'origine de la plupart des affections de la peau lui restant inconnue, elle ne tient aucunement compte de l'influence exercée par le mode de vie ou l'âme des patients. Entre la conception de la maladie chez sainte Hildegarde et la conception de la maladie dans la médecine moderne, il y a un monde, puisque la médecine dite scientifique n'a pas la vision globale de l'être humain.

Anne Maguire, une dermatologue anglaise, écrit: « Oui, un large fossé sépare la médecine naturelle de la médecine allopathique, parce que la conscience moderne s'est coupée de ses racines, de l'inconscient et de ses structures archétypales. Tout ceci lui paraît bizarre, irrationnel, inadapté... Et pourtant, qu'il s'agisse d'eczéma bénin sur le visage, de psoriasis douloureux du genou, ou de la terrible et mortelle érythrodermie, c'est l'âme qui exprime ses souffrances. Si le sujet est attentif aux messages qu'elle lui envoie, elle mettra en action les forces divines, lui permettant un élargissement de sa conscience. Sinon elle l'abaissera et lui fera subir des souffrances jusqu'à ce que mort s'ensuive. »

Ainsi il arrive, de nos jours, que les maladies de la peau prolifèrent sans causes organiques, mais uniquement psychiques – l'ambiance collective de nos sociétés étant devenue elle-même pathogène. Ces maladies font de vrais ravages, à la manière d'un cancer en expansion.

Le traitement de la peau selon sainte Hildegarde

Pour Hildegarde, la peau et les muqueuses du tractus gastro-intestinal fonctionnent de concert. 90 % des maladies de la peau ont leur origine dans l'intestin : le traitement de toute affection cutanée doit commencer par un assainissement de cet organe. Les conflits de l'âme se reflètent dans la flore intestinale. Parallèlement au vécu de l'âme, sainte Hildegarde voit les humeurs nocives causées par la nourriture et les boissons excessives, responsables également des troubles du foie et du métabolisme, ainsi que des dérèglements hormonaux.

La peau est supposée protéger l'organisme des agressions extérieures, et elle dispose d'un système sensoriel qui équilibre les influences venant du monde extérieur (macrocosme) et celles venant du monde intérieur (microcosme). Transmettant les informations recueillies par les cinq organes des sens, s'exerce sur la peau une action bénéfique ou néfaste. De la peau (hypoderme) partent des nerfs qui sont reliés à la fois au système nerveux central et aux organes internes.

La peau est en relation étroite avec le tractus gastro-intestinal, et également avec le système nerveux, de par leur origine commune, à savoir l'ectoderme. Les maladies nerveuses doivent donc être traitées par l'intermédiaire de la peau (saunas aux plantes, enveloppements des membres du corps, massages, mouvement et sport, application de ventouses, moxibustion) et les maladies de la peau par l'intermédiaire des organes sensoriels. On peut donc :

1. recourir à la chromothérapie et à la photothérapie (vue) ;
2. à la musicothérapie (ouïe) ;
3. à l'aromathérapie (odorat) ;
4. et à la diététique (papilles gustatives).

Origine des maladies de la peau

C'est dans l'âme, que se trouve la clef de la compréhension et du traitement des maladies de la peau. Il faut tenir compte de l'interaction du corps et de l'âme pour guérir la peau. L'approche seulement organique, en traitant la peau à la cortisone et aux antibiotiques, est cause de bien des échecs et, par conséquent, de l'augmentation des maladies de la peau. La peau possède une grande faculté de régénération. Une peau saine produit des graisses (lipides) au plus profond de l'hypoderme, ainsi que des substances d'hydratation, qui remontent en surface au fur et à mesure de la maturation de la cornée. Ensemble, elles constituent ce qu'on appelle le film hydrolipidique. C'est grâce à ce film que la peau se protège des agents pathogènes et des allergènes extérieurs, tout en empêchant la déshydratation.

L'aspect extérieur, de la peau est le résultat d'un équilibre complexe. La peau est lisse et douce quand elle est bien hydratée. Une peau saine est peu sensible aux influences extérieures, à cause de ses qualités d'équilibre et de souplesse. Par contre, lorsque sa protection est moins bien assurée, ou lorsque l'épiderme est très irrité, un excès d'humidité risque de s'échapper des couches plus profondes de l'épiderme, d'où un déséquilibre qui fragilise la peau et la met en danger.

Pour Hildegarde, le déséquilibre de la peau est le résultat de plusieurs facteurs, *spécialement la consommation excessive de viande, d'aliments gras et sucrés* :

> Les personnes saines et robustes, aux tendons solides, qui aiment boire et manger de la viande et d'autres mets et boissons au goût agréable, ont un sang couleur de cire et épais.
>
> Comme ce sang épais circule difficilement, et que ni les accès de fièvre, ni la maladie ne viennent le fluidifier – puisque ces personnes sont en bonne santé –, il traverse les chairs et la peau, qu'il inonde d'une humeur nocive ; les pollue et provoque des abcès.

Une affection comme celle-ci provient souvent d'une consommation excessive de viande, mais aussi de sous-produits laitiers et de vin fort. Ce n'est pas le pain, ni les légumes ou les fruits qui sont responsables d'une telle maladie.

Les erreurs alimentaires, l'insuffisance de nutriments, conduisent à la production d'humeurs contraires (*contrarii humores*). La peau enfle alors et est sujette à trois types de maladies :

- tumeurs noires, malignes : mélanomes malins, cancer du sein ;
- ulcérations grises : ulcères ;
- éruptions cutanées : eczéma, dermatose.

Les « Poisons de cuisine », comme déclencheurs

Les Poisons de cuisine (fraises, pêches, prunes et poireaux) produisent très souvent des réactions cutanées virulentes, surtout de l'eczéma. Très souvent, le fait de cesser d'en consommer suffit à guérir l'allergie déclenchée. Mais celle-ci réapparaît très vite si l'on en consomme à nouveau.

Troubles hépatiques provoqués par certaines agressions et crises de colère

> D'autres personnes ont une chair épaisse et sont promptes à la colère. Cette colère agit sur le sang et affecte leur foie : leur dureté et la bile noire se mélangent au sang.
>
> Ce sang chargé de dureté et de bile noire se diffuse alors dans tout le corps, et fragilise la peau, si bien qu'elle se fendille, et que les ailes du nez enflent et se craquellent.

Dérèglements hormonaux liés aux abus sexuels

D'autres personnes sont prisonnières des plaisirs des sens, elles ne peuvent, ni ne veulent se refréner. Leur sang se met fréquemment à bouillonner…, ce n'est plus alors du liquide, ni même de l'écume, qui circule dans leur organisme. Leur sang s'est transformé en glaires et en pourriture, il attaque les chairs et la peau, et y forme des abcès.

Traitements généraux en cas de maladie de la peau

Les mesures suivantes se sont révélées efficaces :

- la saignée hildegardienne ;
- prise en compte des causes psychiques des maladies au moyen de la cure de jeûne et de régénération, ainsi que la stimulation des défenses immunitaires ;
- la limitation des troubles digestifs avec un régime alimentaire approprié, c'est-à-dire à base d'épeautre, de serpolet et de betteraves rouges ;
- assainir les humeurs avec des tisanes de sauge, de souci, et stimuler les reins avec des tisanes d'ortie ;
- désintoxiquer le foie à l'aide de tisanes de lavande, de vin de mûres sauvages et d'élixir de scolopendre ;
- la protection des excès de température chaude ou froide, et aussi du vent et de l'humidité.

Sainte Hildegarde écrit :

Tant qu'une personne souffre des boursouflures de la lèpre, elle ne doit pas consommer de mets frits et lourds, ni de légumes et de fruits crus, car ces mets ne feraient qu'augmenter les humeurs nocives présentes dans son corps et les rendraient encore plus virulentes…

Elle mangera du bon pain d'épeautre et boira de l'eau de source, dont la douceur lui fera du bien car elle est sans danger pour elle...

Et si cette personne ne sait quoi manger, elle ajoutera un jaune d'œuf à une soupe de farine d'épeautre assez claire, et aucune autre matière grasse...

Elle ne prendra pas de vin, car il ferait croître le volume du sang dans ses veines, ce qui aurait pour conséquence d'aggraver les enflures. Elle ne mangera pas non plus trop chaud, car la chaleur exciterait les humeurs, si bien que ses abcès continueraient de grandir.

Une thérapeutique alignée sur les six règles d'or

Les six règles d'or fournissent une thérapie globale des maladies de la peau :

4) *donnez votre préférence aux remèdes naturels* : sainte Hildegarde en propose environ trois cents ;

5) *adoptez une diététique qui soit une thérapie par elle même* : la diététique proposée par Hildegarde régénère, revitalise, guérit la peau (ou la garde saine). L'épeautre, les châtaignes, le fenouil et la betterave rouge sont particulièrement bons pour la peau ;

6) *tenez le juste équilibre entre les heures de travail et de repos* : le sommeil naturel est indispensable pour préserver à la peau sa santé. En fait, il est le meilleur remède pour régénérer un système nerveux épuisé ;

7) *faites suffisamment d'exercice physique* : marche, course, saut, danse, tout ce qui stimule l'acuité sensorielle. Sainte Hildegarde dit que le siège du cinquième sens (le toucher) se trouve à la plante des pieds, ce que les réflexologues ne démentiront pas, puisqu'ils savent que les pressions exercées sur les zones réflexes de la

plante des pieds détendent les organes internes, et ont même des répercussions positives sur les maladies de la peau ;

8) *stimulez l'évacuation des toxines*: d'après un dicton célèbre, *qui bene purgat, bene curat* (qui se purge bien, guérit bien), on peut dire que la santé dépend de la bonne évacuation des déchets. D'où la nécessité des cures régulières de désintoxication.

En plus des méthodes de désintoxication déjà abordées dans les chapitres précédents, sainte Hildegarde nous fait trois autres propositions bénéfiques...

1) **La scarification** : l'application de ventouses débarrasse le tissu conjonctif de ses déchets, donc des douleurs qui en dépendent. Inciser légèrement la peau à l'aide d'une lancette, puis appliquer une ventouse vidée de son air. Cette technique a fait ses preuves dans les cas de sciatique, de varices, de problèmes de dos, de disques intervertébraux et d'articulations.

2) **Le sauna** : on ne s'étonnera pas d'apprendre que sainte Hildegarde recourt au sauna pour évacuer la colère et l'impatience, sous l'effet de la transpiration. Le sauna au parfum de châtaigne rend doux et patient, et protège des rhumatismes (voir p. 57).

3) **La physiothérapie** : la physiothérapie hildegardienne est employée comme complément à sa psychothérapie, pour évacuer, par la peau, les déchets encore présents dans l'organisme. Le repentir, qui précède la « conversion », doit pour ainsi dire venir à fleur de peau. Lutter contre la dureté de la peau par des exercices physiques et des massages avec une brosse à poils doux est une bonne méthode pour amener l'influx nerveux jusqu'aux organes internes, et, ainsi, purifier l'âme.

9) *Rééquilibrez vos défenses de l'âme*: la juste mesure en toutes choses, la joie et le contentement, sont des forces capables de guérir l'âme. Il s'agit de planter dans l'âme les vertus qui sont la mesure, l'endurance et la patience, de sorte que la peau puisse à la fois retrouver sa belle texture naturelle et résister mieux aux agressions extérieures. En effet, la peau est le miroir de l'âme. Les maladies de la peau ont leur origine dans les conflits qui s'y déroulent. C'est donc pour cela qu'il faut essayer de résoudre les problèmes profonds, avant s'attaquer aux symptômes.

Les remèdes proposés par sainte Hildegarde

Compresses aux graines de lin

Indications thérapeutiques: névrodermite, eczémas (suintant ou non), plaies, gerçures, troubles de la cicatrisation (y compris en cas de brûlures).

Recette:

3 cuillerées à soupe de graines de lin
1 litre d'eau

Faire bouillir les graines de lin dans l'eau pendant 3 minutes, puis filtrer. Mettre cette pâte dans un tissu en lin et poser le cataplasme sur la plaie, pendant au moins une heure. Dès que la pâte est séchée, renouveler le cataplasme. Si besoin est, appliquer trois cataplasmes par jour. Persévérer jusqu'au début de la cicatrisation.

Dans les cas de brûlures très graves, le cataplasme de lin aspire, pour ainsi dire, les bouts de peau carbonisée, si bien que les plaies guérissent sans laisser de cicatrices.

Achillée millefeuille (infusion et compresses)

Indications thérapeutiques : eczéma, plaies, blessures, infections.

Recette :

1 cuillerée à soupe de feuilles d'achillée
3 pincées de poudre de feuilles d'achillée
250 ml d'eau

Laisser infuser les feuilles et la poudre d'achillée dans l'eau bouillante pendant 3 mn, puis filtrer. Boire à petites gorgées.

Proposé par Hildegarde, l'achillée millefeuille est le meilleur remède pour la cicatrisation. On peut aussi renforcer ses propriétés curatives en ajoutant de la poudre de feuilles d'achillée. Ce remède a fait ses preuves en cas d'intervention chirurgicale, parce qu'il évite l'infection des plaies. Commencer le traitement trois jours avant l'opération et le poursuivre dix jours après. Les plaies cicatriseront sans problème.

Recette (compresses d'achillée millefeuille) :

1 cuillerée à soupe de feuilles d'achillée
250 ml d'eau

Faire bouillir les feuilles dans l'eau pendant 1 minute. Les étaler humides sur un pansement et appliquer sur la plaie. Aussitôt le pansement sec, renouveler les feuilles. Une fois la cicatrisation commencée, appliquer les feuilles d'achillée directement sur la plaie.

Les cataplasmes aux feuilles d'achillée millefeuille permettent de guérir les plaies les plus gravement infectées. Même les germes qui résistent le plus aux antibiotiques finissent par périr. L'achillée fait des merveilles, même dans les cas désespérés. Ainsi, une patiente amputée d'une jambe dans un hôpital universitaire, et restée sous antibiotiques pendant sept semaines sans résultat, a vu sa plaie se cicatriser en dix jours.

Améthyste

Indications thérapeutiques : tumeurs, enflures fraîches, tennis-elbow, articulations enflées, kystes du tissu conjonctif, petits myomes, verrues.

Si une enflure (tumeur) apparaît quelque part sur le corps, que la personne humecte une améthyste avec sa salive et passe la pierre ainsi humidifiée sur l'endroit ; l'enflure régressera, puis disparaîtra.

Humecter l'améthyste avec sa propre salive. Masser ensuite la peau à cet endroit avec la pierre humidifiée. Recommencer plusieurs fois par jour. En cas de contusion ou d'effusion de sang, les douleurs cèdent rapidement. Le remède est également efficace en cas de verrues – elles s'en vont souvent sans laisser aucune cicatrice. En cas d'enflure des articulations, alterner des applications de pommade à l'absinthe et des massages avec une améthyste. Le traitement à l'améthyste résorbe de façon impressionnante les exostoses. Comme traitement complémentaire, on emploiera en plus, la pommade à l'absinthe et le baume à la violette.

Huile de violette

Indication thérapeutique : névrodermite.

Recette :

1 cuillerée à soupe de fleurs et de feuilles de violette
500 ml d'huile d'olive ou de fenouil

Laisser les fleurs et les feuilles macérer dans l'huile au soleil pendant 10 jours, puis filtrer ; on peut aussi, avant de filtrer, chauffer l'huile à feu doux.

Huile de sève de buis

Indications thérapeutiques : eczéma, éruptions cutanées persistantes, dartres.

Recette :

1 cuillerée à café de sève de buis
30 ml de teinture mère de rose
70 ml de sève de réglisse (diluée dans l'eau 1 :1)
250 ml de vin

Mélanger la sève de buis et la sève de réglisse à la teinture mère de rose, puis faire chauffer le tout dans l'eau. Boire un verre à liqueur de cette sève, trois fois par jour, avant les repas.

Avant tout traitement extérieur, prendre de la sève de buis par voie orale pendant huit jours. Ainsi, les « impuretés » intérieures seront éliminées.

Sève de buis et huile d'olive

Recette :

3 cuillerées à café de sève de buis
4 cuillerées à café d'huile d'olive

Mélanger, pour tamponner avec précaution les lésions avec ce mélange. Appliquer un bandage. Répéter l'opération 3 fois par jour…

Compresses de verveine

Indications thérapeutiques : abcès, plaies purulentes, panaris, inflammation des glandes mammaires, furoncles, inflammation de ganglions lymphatiques, herpès.

Recette :

1 cuillerée à soupe de verveine
250 ml d'eau

Faire bouillir la verveine, éventuellement en sachets, pendant trois minutes. Mettre les feuilles chaudes sur une compresse stérile et l'appliquer sur la plaie pendant au moins une heure. Dès que la compresse a séché, la renouveler. Répéter l'opération deux ou trois fois par jour.

La verveine apaise les douleurs, guérit les inflammations et les infections cutanées. Même l'herpès disparaît parfois au bout de dix jours. Laisser la compresse sur la plaie jusqu'à ce qu'elle soit complètement sèche. La remplacer aussitôt.

Compresse de feuilles de ronces

Indications thérapeutiques : éruptions cutanées, allergies avec démangeaisons, prurit.

Recette :

1	poignée de feuilles de ronces
250 ml	d'eau

Faire bouillir les feuilles de ronces pendant trois minutes, puis filtrer. Laver les lésions à l'aide de cette décoction. On peut aussi mettre des feuilles de ronces humides et chaudes sur une compresse et l'appliquer à l'endroit des démangeaisons pendant au moins une heure. Changer la compresse dès qu'elle est sèche. La laisser au moins une heure et la changer dès qu'elle a séché. Enfin, on peut également verser de la décoction de feuilles de ronces sur des pierres chaudes d'un sauna et inhaler les vapeurs.

Huile de myrte

Indications thérapeutiques : infections cutanées, mycoses de la peau ou sous les ongles, panaris, psoriasis.

Pour le psoriasis, sainte Hildegarde conseille le myrte. Chez nous, à Allensbach, nous utilisons le myrte d'Australie (*melaleuka alternifolia*), qui contient une essence antiseptique très efficace contre les bactéries, les virus et les champignons microscopiques, et qui est généralement bien tolérée par la peau et les muqueuses, de sorte qu'on peut l'appliquer pure sur la peau. Il faut cependant, faire un essai au préalable : si la peau rougit, c'est un signe d'allergie, et il ne faut pas l'utiliser. Très vite les squames se détachent vite et la peau redevient lisse. L'huile de myrte fait également faire disparaître les foyers d'infection sous-cutanés. On peut la mettre pure sur l'acné et les pustules. Une dilution de myrte à raison de 1 : 60 suffit pour tuer les staphylocoques dorés en cinq minutes.

L'huile de myrte est également efficace pour soigner d'autres formes d'herpès, l'herpès génital par exemple. Appliquer une fois par jour sur les lésions. On mélange alors l'huile de myrte avec du baume à la violette : 1 ml d'huile pour 100 g de baume.

Cure de graines de pavot

Indication thérapeutique : démangeaison.

Saupoudrer quotidiennement 1/3 cuillerées de graines de pavot sur les aliments, ou dans la compote de pomme, ou bien en manger sur du pain ou du gâteau au pavot. Les composants du pavot ont la propriété de calmer les démangeaisons et de faire disparaître le prurit.

Vin au psyllium

Indications thérapeutiques : allergies, eczéma, prurit.

Recette :

3 cuillerées à soupe de psyllium
1 litre de vin

Faire bouillir les graines de psyllium dans le vin pendant trois minutes, puis filtrer à travers un gros filtre. Verser le liquide incolore dans une bouteille. En boire un verre à liqueur trois fois par jour, avant les repas.

Le vin au psyllium fait disparaître le prurit et résorbe les poisons et les allergènes présents dans l'intestin, qui sont, précisément, responsables de l'eczéma cutané. Le vin au psyllium guérit également l'inflammation de l'œsophage avec la sensation de brûlure qui l'accompagne.

Cumin

Indication thérapeutique : allergies, d'origine alimentaire notamment (albumine).

Saupoudrer une à trois pincées de cumin sur une tartine de fromage, ou sur un œuf, ou bien sur une autre denrée contenant de l'albumine : le cumin fera disparaître l'intolérance à l'albumine.

Serpolet

Indications thérapeutiques : éruptions cutanées, eczéma, acné, ulcères, éruptions cutanées infectées.

Le serpolet est la plante aromatique classique présente dans toutes les cures de proposées par sainte Hildegarde. Il assure une bonne irrigation sanguine. On ajoute le serpolet aux viandes et aux légumes pendant la cuisson. Pour soigner les éruptions cutanées, on met de serpolet dans les potages à la farine d'épeautre, et aux betteraves rouges, et l'on en mange deux à trois fois par semaine.

Baume à la chélidoine

Indications thérapeutiques : dermatite de contact, eczéma allergique, verrues, condylome, précancérose, eczéma bactériel.

Recette :

10 ml de teinture mère de chélidoine
100 g de saindoux

Faire chauffer brièvement la teinture mère de chélidoine dans le saindoux, puis faire un baume. Masser la peau crevassée une à trois fois par jour.

Les troubles de la cicatrisation

Une plaie cicatrise normalement en dix jours, et il n'existe, à ma connaissance, aucun moyen d'écourter ce délai. En revanche, les mesures préconisées par sainte Hildegarde aident à refermer les plaies dont la cicatrisation est difficile, suite à une infection, à la présence d'impuretés ou à l'ingestion de médicaments inappropriés.

Alcool éthylique à base d'essence d'olive à la rose

Recette :

100 ml d'alcool éthylique (70 %)
30 ml d'huile d'olive
0.5 ml d'huile essentielle de rose

Bien mélanger et désinfecter la plaie avec cette préparation. Appliquer ensuite une gaze imbibée du produit. Fixer avec un sparadrap. S'il s'agit de plaies importantes, faire chauffer l'huile d'olive à la rose et faire un bandage comme précédemment. Renouveler ce bandage une à trois fois par jour, ceci pendant une semaine.

Diététique pour assainir

L'épeautre est la base diététique pour guérir toutes les maladies de la peau

Le régime alimentaire à base d'épeautre est recommandé pour tout problème cutané. Les pommes de terre et autres solanacées sont à éviter grandement. Les produits laitiers sont à proscrire dès le début du traitement. Ces conseils de diététique valent aussi pour les allergies et l'eczéma, à condition, évidemment, d'y jointer quelques remèdes spécifiques.

Cure d'épeautre

1. Matin : habermus d'épeautre et café d'épeautre.
2. Midi : épeautre décortiqué (perlé), nouilles et « spätzle » d'épeautre, potage à la semoule d'épeautre accompagné d'un plat de légumes, laitue aux grains d'épeautre (bien cuits).
3. Soir : pain d'épeautre avec pâté végétal (de châtaignes, de pois chiches, ou de gruau d'épeautre).

Les mesures suivantes rendront plus efficace une diététique à base d'épeautre :

- Remplacer tous les produits à base de froment par des produits à base d'épeautre.
- En cas de démangeaisons, appliquer des compresses de graines de lin.
- Boire du vin au psyllium (*vinum plantago psyllium*), car il absorbe toutes les substances allergènes contenues dans l'intestin et favorise leur élimination par les voies naturelles.
- Manger fréquemment de la salade de betteraves rouges, assaisonnée avec une sauce à la farine d'épeautre ou au serpolet.
- Consommer sel et épices en quantité raisonnable (modérée).
- Remplacer le lait de vache par du lait de chèvre (et, comme dit Hildegarde : « Les éruptions cutanées fuiront »).

– Éviter tout traitement à la cortisone, aux antibiotiques, ainsi que tous les médicaments superflus.
– Éviter la viande de porc, et aussi la charcuterie.

Une alimentation qui aide à soutenir l'assainissement des intestins

La peau et l'intestin sont étroitement liés. Aussi est-il prudent de surveiller de près son alimentation en cas d'affection cutanée. Un régime alimentaire riche en épeautre, fruits et légumes, et pauvre en matières grasses et en viande, régule les forces de résistance et règle ainsi les problèmes de peau.

Les bons aliments pour la peau et l'intestin :

b) Les produits à base d'épeautre complet. Les fibres de l'épeautre sont bien assimilées par l'organisme et facilement dégradables. La flore intestinale les transforme en acides : acétique, propionique et butyrique, qui favorisent un degré d'acidité idéal pour le milieu intestinal. D'où une flore bactérienne saine (acide lactique), ce qui est la meilleure protection contre les champignons microscopiques.

c) Les pommes, les coings, les citrons, les oranges et les poires.

d) Le fenouil (« sous quelque forme qu'on le consomme, rend joyeux, assure une bonne irrigation sanguine, donne une bonne haleine et favorise la digestion »).

e) Les châtaignes, les haricots, le céleri, les betteraves rouges, les carottes, les pois chiches, le potiron, l'ail (1 ou 2 gousses crues par jour, en cas de mycose intestinale), les oignons, les radis (« Ils purifient intérieurement les personnes obèses… et réduisent les humeurs nocives dans les viscères ») et le raifort (contre les mycoses intestinales).

- la laitue, la salade verte et autres variétés de salade ;
- les plantes qui assainissent l'estomac et l'intestin, comme l'armoise, l'arroche, l'ortie, la véronique (cuire comme des épinards) ;
- les viandes : volaille, agneau, chèvre, cerf, chevreuil ;
- les poissons : cabillaud, perche, merluche ;
- les œufs pochés ;
- les yaourts biologiques, le kéfir, le babeurre, le fromage blanc ;
- le beurre, l'huile de tournesol ;
- les boissons : eau de robinet saine, eaux minérales (Volvic), tisanes de fenouil et de citronnelle, jus de pomme (mélanger en quantité égale avec de la tisane de fenouil, du café d'épeautre, de la bière d'épeautre, ou du vin mouillé).

Une bonne dégradation des aliments

Les produits crus ou frais ont tendance à encombrer les intestins délicats, à cause des toxines qu'ils peuvent sécréter ou de leurs fibres grossières. La cuisson rend souvent les aliments digestes et assimilables les nutriments qu'ils renferment. Par cuisson, nous entendons également la marinade (dans le vinaigre, le sel, l'ail et l'aneth), ce qui vaut pour les salades.

Le vinaigre de vin accompagne bien tous les aliments, à condition que son arôme ne soit pas prédominant. Il élimine les substances putrides (flatulences, gaz), réduit les humeurs nocives et favorise la digestion.

La cure de vinaigre de vin s'est effectivement révélée efficace en cas de mycoses intestinales :

1 cuillerée à soupe de vinaigre de vin

Prendre, pendant une semaine, le vinaigre de vin dans une tasse de tisane de fenouil, le soir avant de se coucher.

Certains aromates et certaines herbes sont excellents pour la peau, car ils ont également la propriété d'assainir l'intestin. Sainte Hildegarde recommande ceux qui suivent :

- **La menthe aquatique** : « Celui qui a l'estomac et l'intestin gâtés par des mets trop gras et par trop de boissons, qu'il mette souvent de la menthe aquatique (1 à 3 pincées), crue ou cuite, dans le mets : elle a la propriété de réduire l'humidité chaude de l'organisme. »
- **Le fenugrec** : « Quand les humeurs nocives se sont multipliées dans les viscères et dans la rate, et qu'elles ont fait des ravages dans le cœur (mélanche) » : Saupoudrer une à trois pincées de fenugrec sur les mets ou sur du pain d'épeautre.
- **La menthe crépue** : « … réchauffe l'estomac et assure une bonne digestion ». Saupoudrer une à trois pincées dans les potages ou dans les sauces.
- **La menthe pouliot** : « Quand l'estomac et l'intestin sont pleins de poisons… elle les purifie et les guérit… car elle possède autant de viridité que quinze herbes réunies : saupoudrer une à trois pincées sur les mets, à chaque repas.
- **Le serpolet** : « … assainit et guérit les chairs, de l'intérieur ». Saupoudrer une à trois pincées sur les mets à chaque repas.
- **La tanaisie (ne pas utiliser les fleurs)** : « Cuite dans du potage à la semoule d'épeautre, elle allège l'estomac et assure une bonne digestion ». À consommer surtout en cas de lourdeur d'estomac, après des erreurs alimentaires. Une à trois pincées ou bien quelques feuilles de tanaisie fraîche, mais cuites, avec les mets.

- **La sauge** : « élimine toutes les humeurs viciées » : une à trois pincées en poudre ou fraîche, mais cuite, avec les mets.
- **L'hysope** : « élimine toute l'écume puante des humeurs ». Saupoudrer une à trois pincées sur tous les mets.

Enfin, un dernier conseil de sainte Hildegarde : « Ne jamais manger sans sel. Le sel est très chaud... et utile à beaucoup d'égards. Celui qui mange sans sel s'affaiblit intérieurement. »

Suggestions de menus types en cas de maladies de la peau

Lundi

Midi : potage de légumes, moitiés de fenouil cuites à l'étuvée et carottes avec sauce au serpolet, épeautre perlé, salade verte, crème d'amandes.

Soir : salade de betteraves rouges et de pomme, pâté végétal et pain d'épeautre.

Mardi

Midi : bouillon de poulet avec lamelles de légumes, petites boulettes d'épeautre avec sauce de serpolet, haricots, panais, salade verte aux grains d'épeautre, flan au citron.

Soir : potage, salade de fenouil avec orange et amandes, pâté de châtaignes et pain d'épeautre.

Mercredi

Midi : potage de marrons, gratin de légumes, laitue aux grains d'épeautre, fruits rouges.

Soir : potage, salade de légumes et de nouilles.

Jeudi

Midi : crème de carottes, purée de pois chiches, plat de légumes, laitue aux grains d'épeautre, compote de griottes.

Soir : potage, légumes marinés, canapés à l'ail.

Vendredi

Midi : potage au gruau d'épeautre, filets de poisson et nouilles d'épeautre avec légumes et sauce au vin, salade verte aux grains d'épeautre, crème à la vanille avec fruits.

Soir : biscotte et pomme soufflée avec sauce au vin rouge.

Samedi

Midi : crème de potiron, spaghettis d'épeautre avec sauce à l'ail, plat de légumes (carottes et céleri), salade, gâteau aux châtaignes.

Soir : timbale de betteraves rouges avec tartine beurrée et salade verte.

Dimanche

Midi : potage à la semoule d'épeautre avec sauce au serpolet, ragoût de chevreuil avec quenelles d'épeautre et salade verte, pomme au four saupoudrée de cannelle et d'amandes hachées.

Soir : cornets aux légumes et salade.

Index des maladies et de leurs causes

Index des remèdes

Bibliographie

Livres pour la santé d'après les écrits de Sainte Hildegarde

L'art de guérir par l'alimentation, Dr Wighard Strehlow, Édition François-Xavier de Guibert.

Les maladies de l'appareil digestif, Dr Wighard Strehlow, Éditions Les Jardins d'Hildegarde.

Les rhumatismes, Dr Wighard Strehlow, Édition François-Xavier de Guibert.

Les maladies cardio-vasculaires, Dr Wighard Strehlow, Édition François-Xavier de Guibert.

Cancer et insuffisance immunitaire, Dr Wighard Strehlow, Édition François-Xavier de Guibert.

Comment guérir les maladies de la femme, Dr Wighard Strehlow, Édition François-Xavier de Guibert.

Les secrets de cuisine de Sainte Hildegarde, Dr Hertzka, Éditions Résiac.

La santé entre Ciel et Terre, D. Maurin, Édition Jouvence.

Toute la science médicale de Sainte Hildegarde, Dr Wighard Strehlow, Éditions Médicis.

Manuel de la médecine de Sainte Hildegarde, Drs Strehlow et Hertzka, Éditions Résiac.

Adieu tristesse ou comment échapper à la déprime, Dr Hertzka, Édition Résiac.

Voilà comment Dieu guérit, Dr Hertzka, Édition du Parvis.

Les Pierres qui guérissent selon Sainte Hildegarde, M. Gienger, Éditions Trédaniel.

Hildegarde de Bingen, sa médecine au quotidien, Éditions Trédaniel.

La petite pharmacie domestique de Hildegarde de Bingen, Dr Hertzka, Éditions Trédaniel.

Les recettes de la joie, J. Fournier Rosset, nouvelle édition, Édition Téqui.

Santé et Sérénité (suite des recettes de la joie) J. Fournier Rosset, édité en 2003, Édition Téqui.

Livres écrits par Sainte Hildegarde

Le livre des Subtilités des Créatures Divines, Les plantes, les éléments, les pierres, les métaux, Hildegarde de Bingen, Physica, tome 1, Éditions million.

Le livre des Subtilités des Créatures Divines, Les arbres, les poissons, les oiseaux, les animaux, Hildegarde de Bingen, Physica, tome 2, Éditions million.

Le livre des Œuvres Divines, Hildegarde de Bingen, Éditions Albin Michel.

La Symphonie des Harmonies célestes, Hildegarde de Bingen, Éditions millon.

Les causes et les remèdes, Hildegarde de Bingen, Éditions million.

« Scivias », l'écrit majeur spirituel de Sainte Hildegarde, Édition du Cerf.

Lettres, extraits de soixante lettres de la correspondance de Sainte Hildegarde, Éditions million.

Pour découvrir l'œuvre de Sainte Hildegarde

Hildegarde, une vie, une oeuvre, un art de guérir en âme et en corps, É. Breindl, Éditions Dangles.

Hildegarde, une conscience inspirée du XIIe siècle, sa vie, ses œuvres, R. Pernoud, Éditions Dangles.

Sources d'approvisionnement

Utilisez uniquement des préparations, des herbes médicinales, épices et produits pour lesquels vous avez la certitude qu'ils sont produits, transformés, emballés et distribués dans des conditions correspondant à l'œuvre et à «l'Esprit» de Sainte Hildegarde.

Adresses Utiles

EN FRANCE

La plupart des produits conseillés dans ce livre sont disponibles aux Jardins d'Hildegarde et dans certains magasins spécialisés en produits biologiques agrées par Les Jardins d'Hildegarde. En cas de nécessité, détaillants et consommateurs pourront se référer aux adresses ci-dessous : En vente par correspondance : livres (en français), épeautre bio et non hybridé, préparations, plantes, élixirs, pierres :

Les Jardins d'Hildegarde

La chapelle St Sanctin / 78770 Auteuil le roi

Tel. : 01 34 94 77 25 / Fax : 01 34 94 77 24

contact@lesjardinsdhildegarde.com

www.lesjardinsdhildegarde.com

Envoi gratuit du catalogue sur simple demande.

Producteurs d'épeautre

Ferme Brillante

M. Le Coguic Jésus

Tél. : 02 33 32 96 20 / 61250 Colombier

Ferme Bingert

14, rue des bergers / 67150 Erstein

Tél. : 03 88 98 84 64

Association

La maison de Sainte Hildegarde

13, rue Jean Jaurès / 51160 Champillon

EN ALLEMAGNE

Centre Hildegarde, lac de Constance
Strandweg, 178476 Allensbach.
Tél.: 0049 75 33 74 33/88 / Fax: 00 49 75 33 74 79
Dr Wighard Strehlow
Forderhreis Hildegarde Von Bingen

Abtei Kloster Sankt Hildegard
Klostterweingut / 65380 Rudesheim am Rhein
Tél.: 0049 6 722 499 116 / Fax : 06 722/499-185
wein-st. hildegard@t-online.de
www.abtei-st-hildegard.de

Association de soutien
Schiffstrasse / 278464 Constance

EN AUTRICHE

Bund der Freunde HildegardsWeinbergweg
A-4880 St Georgen.

AUX ÉTATS-UNIS

International Society of Hildegard von Bingen
Studies Prof.
John Felice, 11, Pemberton Street
Cambridge. MA02140, USA

Tables des matières

Achevé d'imprimer le 27 novembre 2013
sur les presses de
La Manufacture - *Imprimeur* – 52200 Langres
Tél. : (33) 325 845 892

N° imprimeur : 13939 - Dépôt légal : 2010
Imprimé en France